知って安心！

不整脈

パーフェクトコントロール

治す、防ぐ、管理する
不整脈との正しい付き合い方

国立病院機構和歌山病院・
循環器内科医長
岡村英夫●著

法研

はじめに

健康診断をうけたら心電図でひっかかった！　不整脈と言われた！　そんな方はいらっしゃいませんか？

心臓の病気は怖い、心臓に何かあったら大変だ、そんなふうに思っていらっしゃるのではないでしょうか。心臓だけでなく、肝臓も腎臓も、肺も脳も、どの臓器も大切です。どれひとつ欠けても生きてゆけません。しかし、すべての臓器が心臓の働きのおかげで栄養をもらって存在していると考えると、やはり心臓がいちばん大切なのかもしれません。

心臓が万が一止まってしまったら、脳に血液が届かなくなり意識がなくなります。わずか5秒心臓が止まるだけで失神すると言われています。心臓は、生きている限り、絶え間なく働き続けています。私たちが寝ている間も、意識していなくても、心臓は一定のリズムで拍動しています。

不整脈はその心臓のリズムが崩れる病気です。一概に不整脈といっても、心配しなくてよいものから命に関わる恐ろしいものまで千差万別。敵を知らねば恐れるばかりです。

心臓のリズム、不整脈を正しく理解していただくために本書を企画しました。決して怖がらせるのが目的ではありません。怖い不整脈はごく一握りで、きちんと対応すれば怖がる必要はない、ということをお伝えするのが本書の目的です。
それではみなさまを不整脈の世界へお連れします。

岡村 英夫
（国立病院機構和歌山病院 循環器内科医長）

＊注） 不整脈の治療の一つに「ペースメーカー」があります。医学用語としては「ペースメーカ」が正しい表記であり、医学書では「ペースメーカ」と表記すべきですが、一般的には「ペースメーカー」が使われていますので、本書では「ペースメーカー」に統一しました。

知って安心！ 不整脈パーフェクトコントロール

○目　次○

第2章　不整脈の2つのタイプとその特徴

第3章　不整脈のいろいろな治療法

不整脈治療の最前線　121

第4章　不整脈治療の実際（ケーススタディ）

ここでは不整脈治療の実際を、いくつか例を挙げて解説します　128

装丁／㈱ヴァイス
本文デザイン・イラスト／㈱イオック・コミックスパイラる
編集協力／アーバンサンタクリエイティブ

第1章

不整脈は
心臓の不調を知らせるシグナル

● 心臓は1日に10万回、収縮と拡張を繰り返す

心臓は胸の真ん中にある、握りこぶしより一回り大きい臓器です。よく心臓は左にあると言われますが、それは恐らく、心臓が少し斜めに傾いているので、左の乳頭のあたりに心臓の拍動を触れるからです。実際は胸のほぼ中央に位置しています。

心臓の働きは血液を送り出すポンプです。血液をためる部屋が４つに分かれていて、上２つが心房、下２つが心室です。それぞれに左右があるので右心房《うしんぼう》、左心房《さしんぼう》、右心室《うしんしつ》、左心室《さしんしつ》の４つになります。上の心房２つは心室の補助的な働きを担っており、ポンプとしてのメインの働きは下の心室２つが担います。

まず心臓を中心とした血液の流れを整

心臓の構造

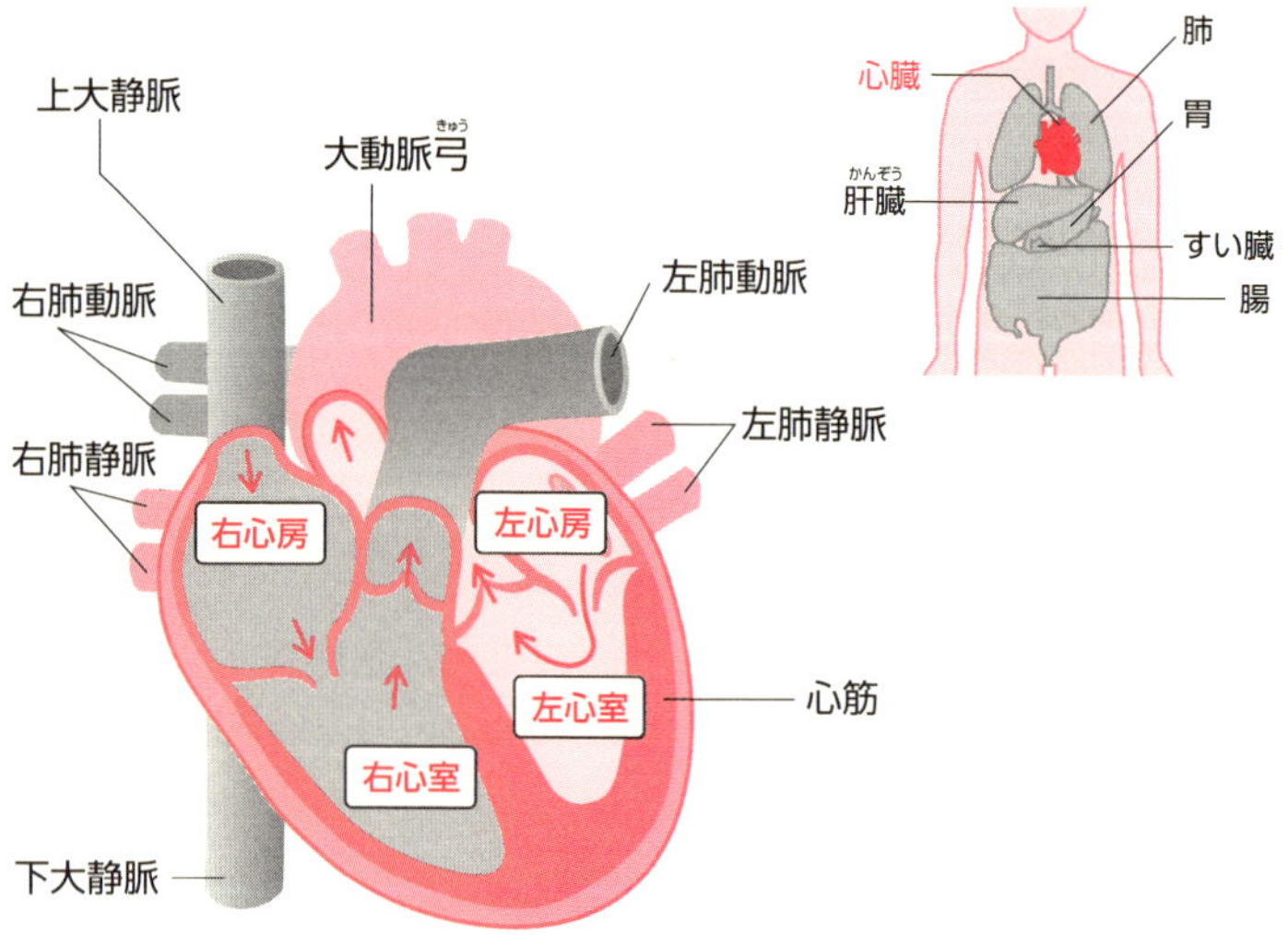

理しておきます。ポンプを動かすには血液が心臓に入ってこないと始まりません。それが全身から心臓に戻ってくる血液で、酸素が少ない黒い血液＝静脈血です。静脈血は右側の右心房→右心室に入ってきます。右側の心臓は肺に血液を送り出す働きをします。肺に送られた血液は、肺の血管の中で酸素を受け取り、酸素の豊富な赤い血液になって左側の左心房→左心室に戻ってきます。左側の心臓は全身の臓器に酸素の豊富な赤い血液＝動脈血を送り出します。

全身の臓器は動脈血から酸素を与えられ、血液は酸素の少ない静脈血となって右側の心臓に帰ってくる、という繰り返しです。一回の駆出《くしゅつ》量が70㎖として、1分間に70回駆出すると、1分間に約5リットルの血液を肺へ、そして全身へと送り出しています。1日24時間＝1440分に約10万回も駆出します。私たちが寝ている間もひとときも休むことなく動き続けるのですから、凄まじい仕事量ですね。

血流の流れの模式図

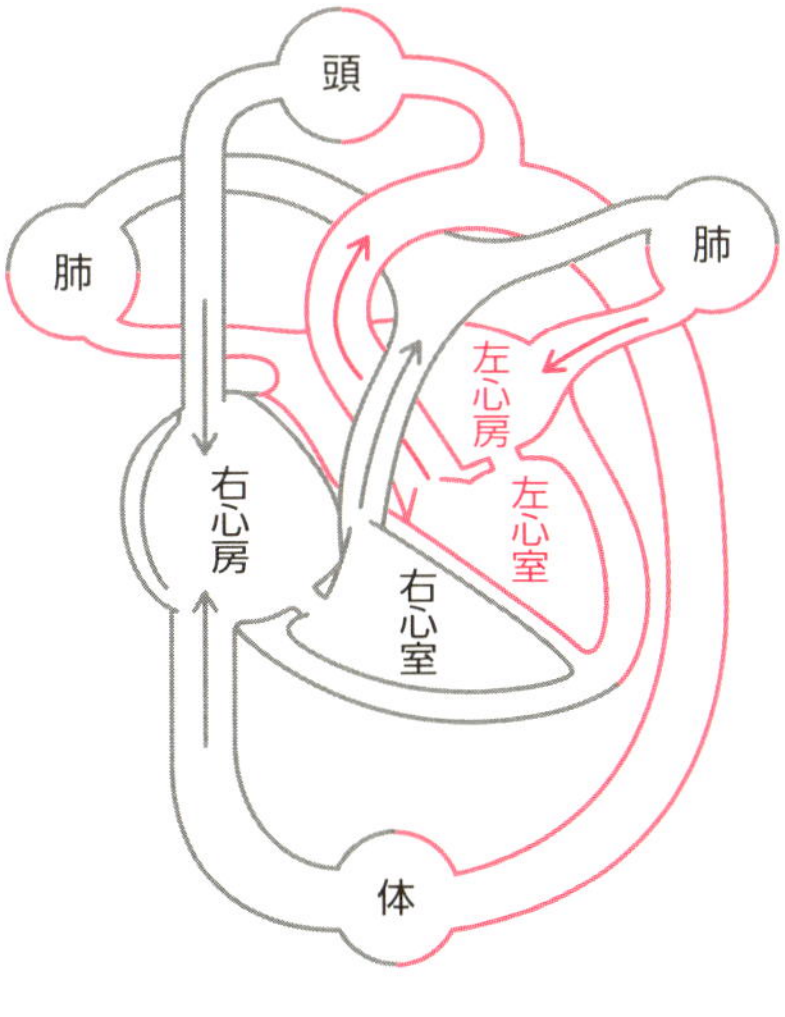

●心臓には電気が流れている―正常な電気の流れ

心臓は血液を送り出すポンプの働きをしていることを説明しました。では心臓は何でできているでしょうか？

答えは筋肉です。心臓の大部分は筋肉でできています。とくに下の２つの部屋、心室の筋肉は血液を肺へ、全身へと送り出すので筋肉が発達しています。とりわけ左心室は全身へ血液を送り出す心臓の要《かなめ》であり、左心室の筋肉の厚さは約１㎝になります。この筋肉のおかげで力強いポンプの働きができるのです。焼鳥屋でハツと呼ばれている鶏の心臓を食べたことがあるかもしれません。しっかりした歯ごたえのお肉ですよね。

しかし、筋肉だけでは心臓は動きません。

電気の流れ（刺激伝導系）

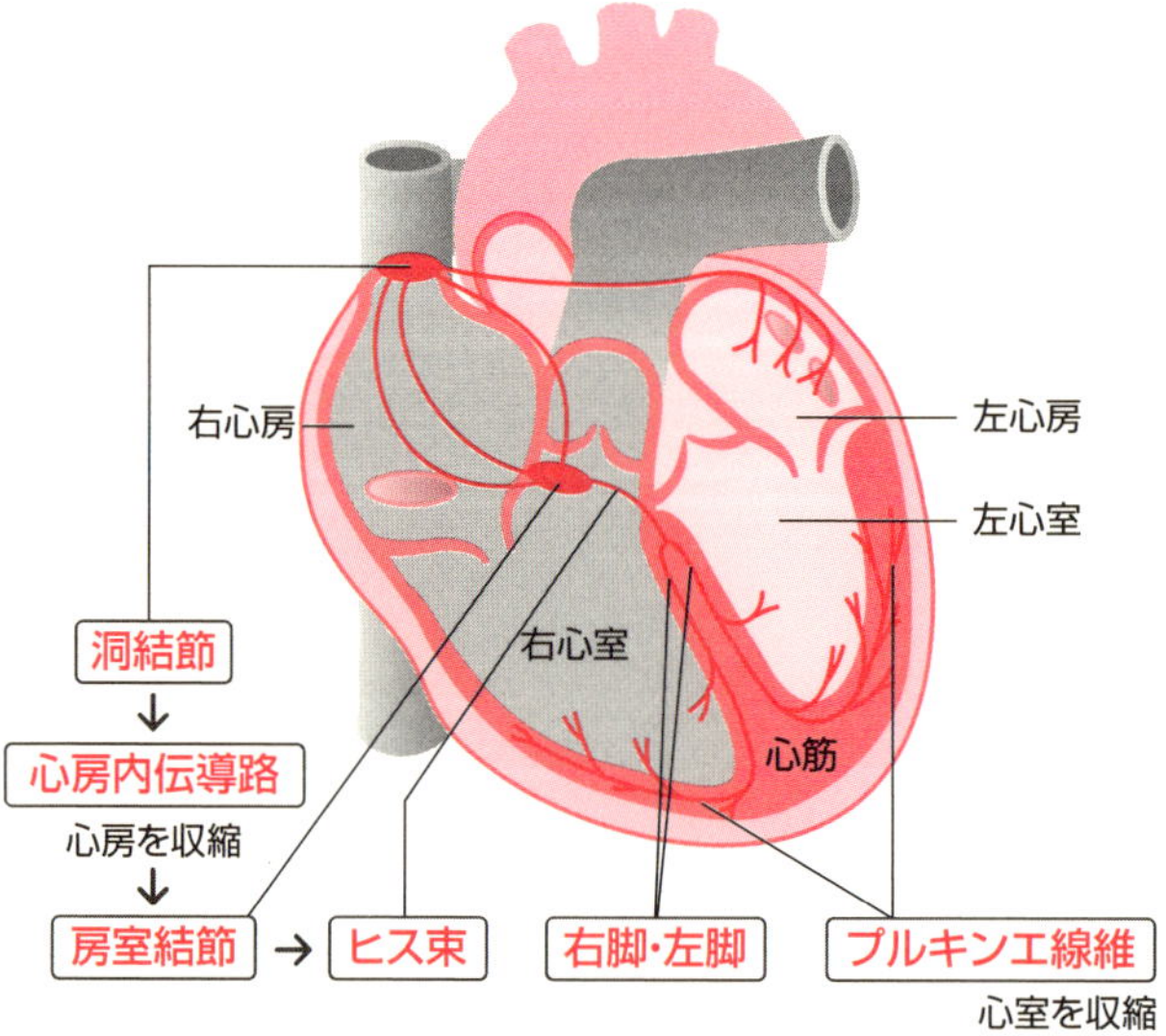

動け、という指令が必要です。その指令が電気信号です。心臓の筋肉の収縮は心臓に電気が流れることでおこります。この電気の流れを見てゆきます。

病院やクリニックでは心電図をとりますが、心電図はこの目に見えない心臓の電気の流れを目に見えるようにした検査です。心房に電気が流れると小さい波が、心室に電気が流れると大きな波が心電図に現れて電気の流れが確認できるのです。電気の流れが乱れた場合が不整脈ですから、まずは正常な電気の流れを解説します。

電気のおこり始め＝司令塔は、右心房の上の方にある「洞《どう》」と呼ばれるところです。1分間に70回のリズムで動け、といったような指令をだす、いわば天然のペースメーカーです。洞結節の興奮で始まる心臓のリズムを洞調律といいます。上の心房2つと下の心室2つは基本的に電気が伝わらないよう絶縁されているので、まず洞結節から右心房、左心房に電気が流れます。

電気が流れることで右心房、左心房が収縮して、それぞれ下の右心室、左心室に血液を送り込みます。心房と心室の間は絶縁されている、と書きましたが、心臓のちょうど真ん中あたりに「房室《ぼうしつ》結節」と呼ばれる心房と心室の電気のつなぎ目が存在し、ここだけはゆっくりですが電気を通します。このため、心房に遅れて右心室、左心室にも電気が伝わり、心臓のメインポンプである右心室、左心室が収縮し、右心室は肺へ、左心室は全身に、血液を送り出すわけです。

心室に電気が流れることが重要なのですが、洞結節―心房から房室結節を経て心室に電気が伝わるルートが最も効率のよいルートです。右心室、左心室に電気を流す電気専用の道があり、それぞれ「右脚《うきゃく》」、「左脚《さきゃく》」と呼ばれています。この右脚・左脚は房室結節と異なり、勢いよく電気を流すので、心室がいっせいに興奮して同時に収縮するため、最も効率よく血液を送り出すことができるのです。房室結節を経て心室に伝わった電気はこの右脚・左脚を通るのです。心電図でみると心室の波が幅のせまい、きゅっと引き締まった形になるので右脚・左脚を通っていることがわかります。

ここで登場した「洞」と「房室結節」は、不整脈を語る上で大切な場所です。このあと何度も登場することになります。

● 自分で脈を測ってみましょう

ご自身で脈を触れたことがあると思います。手で脈を触れやすい場所がいくつかあります。ひとつは首です。頭に血液を送る血管、頸動脈がここにあるので、軽く押さえるとドクッドクッと拍動がわかると思います。脳に酸素を送る血管なので強く押さえすぎないでくださいね。

脈の回数を測ったりリズムをみたりするのによく使われるのが、手首の親指側を走る血管です。橈骨《とうこつ》動脈といいますが、図のように反対の手の真ん中三本の指を並べて触れるのが正しい触れ方です。触れる指を立て気味にして、指先で拍動を探すと見つかりやすいです。心臓から拍出された血液が血管を流れてくるのを拍動として触れることができます。正常ならば、トン、トン、トンと一定のリズムで脈を触れると思います。

脈をしばらく観察すれば、脈のリズムに乱れがないかを確認することができます。脈の乱れがあれば不整脈を疑います。1分間に触れる脈の回数を脈拍数と呼びます。ゆっくり休んでいるときで脈拍数は1分間に50～80回、運動をした後では1分間に100～150回と速くなるでしょう。これは交感神経という自律神経の働きで脈の速さが調節されているのであり、体の正常な反応です。

一方で心臓が1分間に拍動する回数を心拍数と呼びます。心臓が拍動するのを直接見るわけにはいきませんから、心電図をみて心臓が拍動するであろう回数で代用します。であろう、とあえて強調したのは、心臓の収縮すべてが血液を有効に送り出すとは限らないからです。

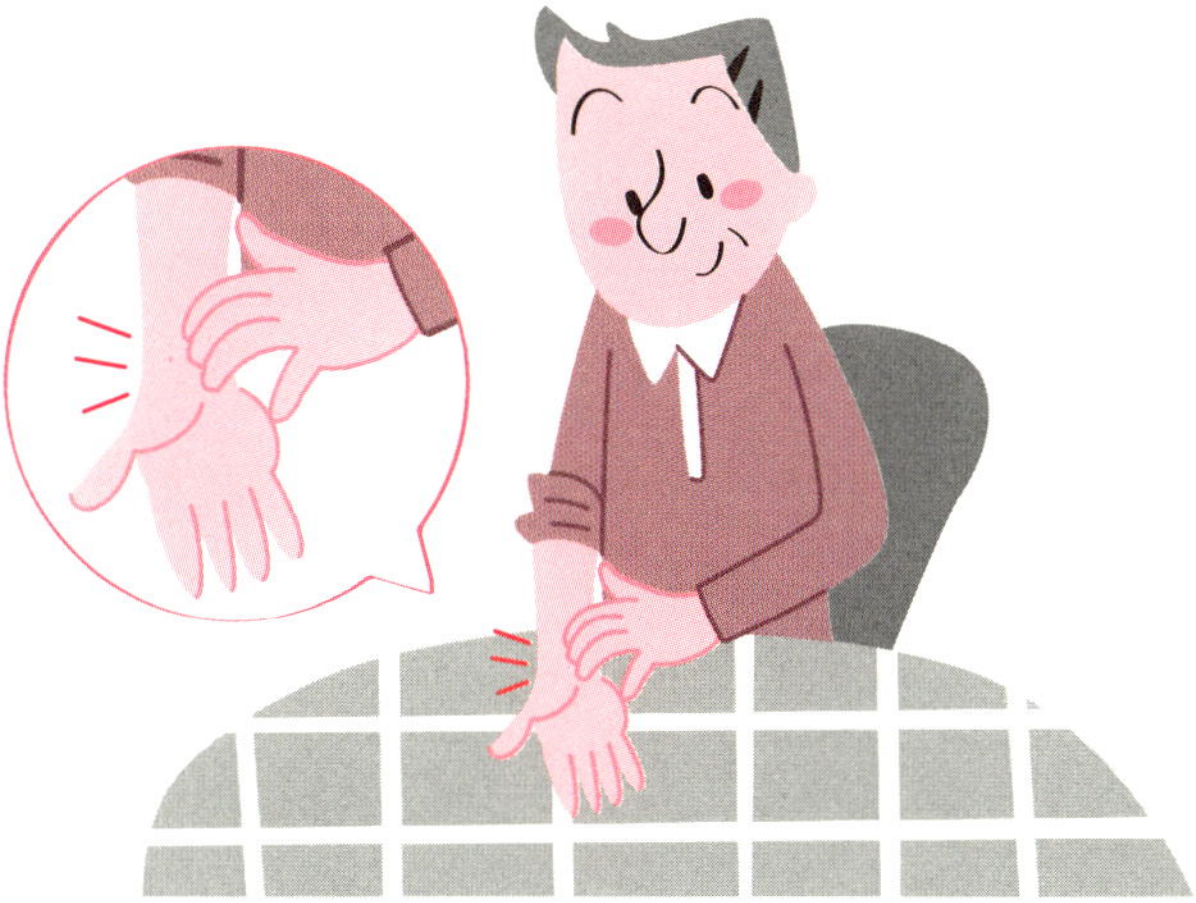

不整脈のない、全く正常なリズムで動いているときは心拍数＝脈拍数です。しかし、不整脈が混じると、心電図上は心臓が収縮しているようにみえても、血液が有効に拍出されなくて脈に触れない、ということがおこり得ます。すなわち、心拍数＞脈拍数となってしまうのです。

●加齢とともに心臓が悲鳴をあげる

不整脈の種類は様々ですが、一般的に加齢とともに増加します。たとえば、加齢が進むと動脈硬化が進み高血圧の頻度が増えます。高血圧の影響を直接うけるのは全身に血液を送る左心室です。高血圧が続くと左心室の筋肉の厚みが増します。筋トレをして筋肉が発達するのと同じです。

高血圧は後述する「心室期外収縮《きがいしゅうしゅく》」の原因になります。左心室の負担はすぐ上に位置する左心房にも及びます。そうすると「心房期外収縮」がおこりやすくなり、心房期外収縮がきっかけとなり、代表的な不整脈である「心房細動《さいどう》」を発症しやすくなります。

血圧を正常に保つ、動脈硬化を予防することの重要性が一般的に唱えられていますが、不整脈にも関係するのです。動脈硬化は様々な病気を引きおこします。心臓では心筋梗塞《こうそく》が有名ですが、心筋梗塞は心臓を栄養している動脈が動脈硬化のために詰まってしまい、栄養が届かなくなり心臓の筋肉が壊死《えし》してしまう怖い病気です。心筋梗塞は後述する「心室頻拍《ひんぱく》」や「心室細動」といった、命に直結する恐ろしい不整脈の原因となります。

また、加齢が原因で正常な電気の流れ道に異常をきたすこともあります。心臓のちょうど真ん中あたりに「房室結節」と呼ばれる心房と心室の電気のつなぎ目が存在すると紹介しましたが、この房室結節という電線は極めて細く、特別な原因はなくても加齢の影響で切れることがあります。こうなると電気の指令が心房から心室に伝わらなくなり、心臓が止まってしまいます。後述する「房室ブロック」という病気です。歳をとるのは避けられませんから、これを予防することはできません。こればかりは運まかせですが、心筋梗塞が原因で房室ブロックになることもあります。

不整脈は高齢者に限った病気ではありませんが、将来の不整脈のリスクを少しでも減らせるよう、気をつけるべき生活習慣は守りたいですね。

コラム

そもそも血圧って何?

みなさん血圧は測ったことがありますよね。上がいくつで下がいくつ。上が高すぎるのも下が高すぎるのもよくない。これくらいのことはご存知だと思います。それでは血圧ってそもそも何なのでしょうか。

血圧は動脈の壁を血液が押す力です。動脈は全身に酸素の豊富な血液を送るゴムホースのようなものです。動脈が細いほうがホースの抵抗が高くなって血圧が上がります。心拍の変動による血圧の変化をグラフにすると図のようになります。左心室が収縮したときが最大で上の血圧＝収縮期血圧、左心室が拡張して休んだときも血圧はゼロになるのではなくて相当な圧が保たれます。「動脈」という限られた長さのホースの中に血液が充満するからです。口を締めた長細いゴム風船に水を満たしたような感じでしょうか。これが下の血圧＝拡張期血圧です。血管の壁がやわらかくて弾力性があるほど下の血圧は下がります。測る場所や高さ、測る状況で変わってしまうので、胸の高さで、上腕で、安静のときに測るのが基本です。

心拍の変動と血圧の変化

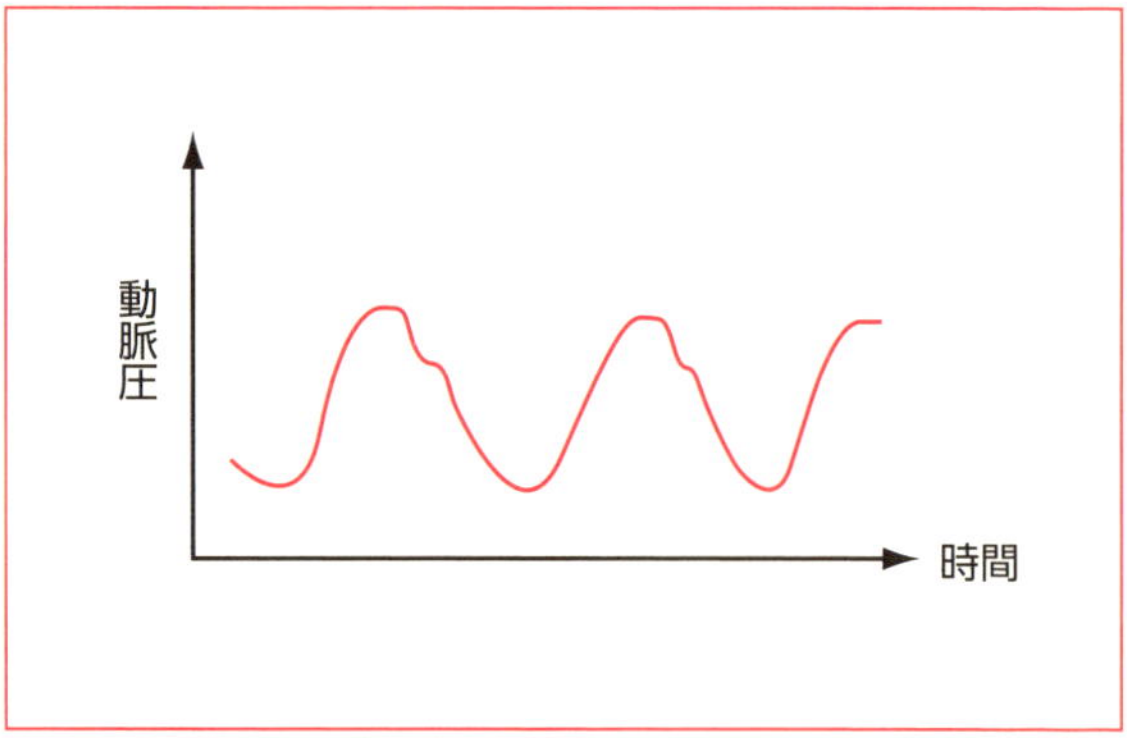

血圧が低すぎると心臓より高い位置にある頭に血液が送れません。血圧の単位はミリメートル水銀柱（㎜Hg）です。これを水柱に換算すると1㎜Hgが約13・6㎜H_2Oですから、人間の心臓から頭に血液を運ぶには60㎜Hg（＝816㎜H_2O）の血圧があれば何とかなることがわかります。

血圧を測るときには腕にマンシェットと呼ばれる布を巻いて空気をいれて十分に絞めます。こうすることで血液が末梢の手首のほうに流れなくなります。絞める力が血圧を上回って動脈、いわばゴムホースがつぶれるからです。空気を少しずつ抜いて絞める圧を徐々に下げてゆくと動脈圧が絞める圧を上回って血液が流れ始めます。肘の上に聴診器をあてて聴いていると血液が流れ始めるとザーザーと音がします。このときの圧力が上の血圧です。

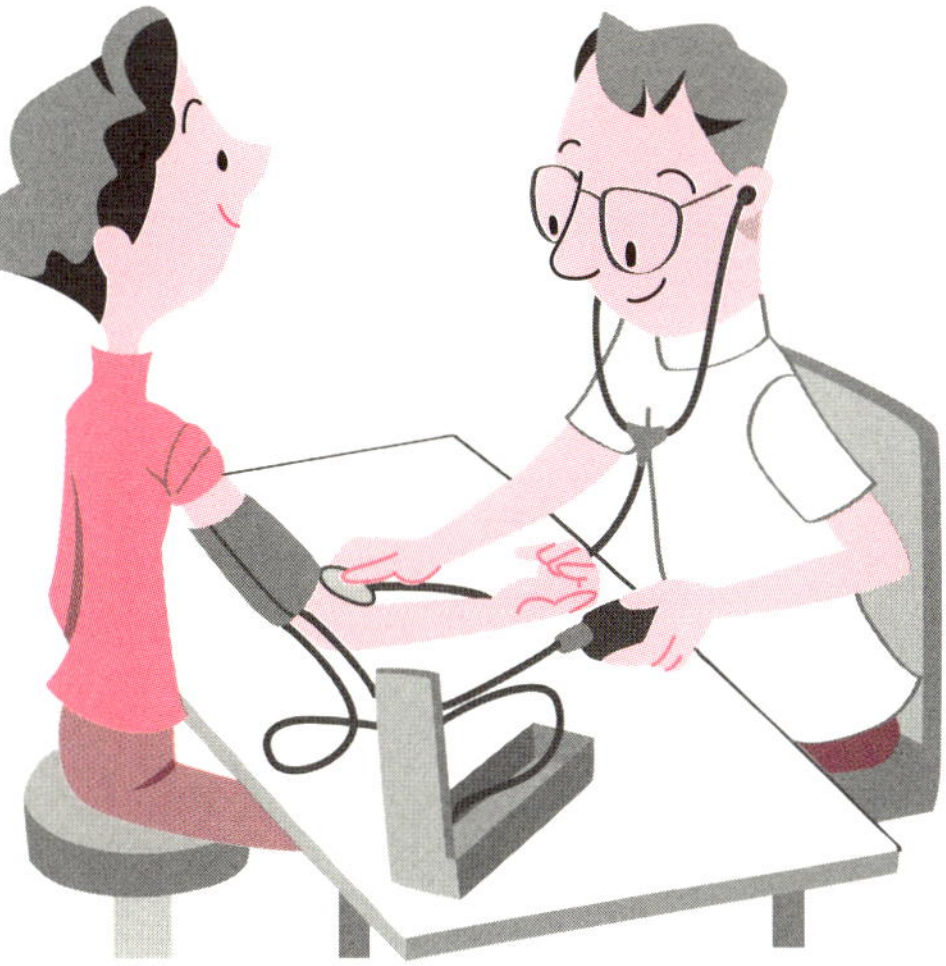

空気を抜いてマンシェットをゆるめてゆくと、トン、トン、トンと拍出された血液が血管をたたくような音が聞こえるようになるのですが、さらに空気を抜いて圧をゆるめてゆくとこの音が消失します。このときの圧が下の血圧です。

拡張期血圧までゆるめると音が消失する原理ははっきり解明されていませんが経験的に知られています。動脈硬化が進むと動脈が細くなってホースの抵抗が上がって上の血圧が上がりますし、血管に弾力がなくなるので下の血圧も上がります。血圧が高い状態が続くと血管に負担がかかるのでさらに血管が硬くなり、血圧が上がる悪循環に陥ります。

キリンの血圧

キリンの首は長いので血圧が高いことはよく知られています。血圧が高くないと頭に血液が届かないからです。上が 260mmHg、下が 160mmHg くらいあるそうです。それだけ高い血圧を生み出す心臓はたいへんですね。

キリンに不整脈が多いかはわかりませんが、「キリンの突然死症候群」といわれる原因のわからない突然死をおこすことがあるそうです。

この原因は解剖しても不明なのだそうですが、ひょっとしたら負担の大きい心臓が怖い不整脈をおこすのかもしれませんね。

●なぜ不整脈は怖いのか？

怖い不整脈というのは、一言で言えば意識を失う不整脈です。わずか5秒心臓が止まるだけで失神すると言われていますから、心臓は休みなく働いてもらわなければなりません。ここで言う「心臓が止まる」には2パターンあります。ひとつは電気の指令が伝わらず、文字通り心臓が止まるパターンです。もうひとつは、「心臓が痙攣《けいれん》する」パターンです。

心臓は1分間に50〜150回程度動いていますが、運動するなどして正常に心拍数が上がった場合は血液をより多く、血圧も高く送り出すため、より強く収縮します。交感神経が心拍数を増やすと同時に心臓の収縮も強くするよう指令をだしているからです。しかし、不整脈のために心拍数が速くなり、1分間に100〜250回程度興奮した場合は、正常なポンプの役目が果たせなくなり、しっかり心臓が収縮しない、いわば痙攣した状態になることがあります。前述した「心拍数＞脈拍数」の状態です。

運動して正常に脈が速くなった150回／分の収縮と、不整脈で速くなった150回／分の収縮は全然違うことがあるのです。「心臓が止まる」と「心臓が痙攣する」は心室に電気の指令があるかないか、という点では異なりますが、結局のところ血液を送り出すポンプとしての役割が果たせなくなるのは同じです。どちらの状態であっても、5秒くらい「心臓が止まる」または「心臓が痙攣する」状態が続くと意識がなくなります。しかも、前触れなく突然心臓が止まることが珍しくありません。これが不整脈の怖いところです。

誰かに助けを求めたり、危ないと思ってしゃがみこんだりする間もなく、突然意識をなくしてしまうことがある。これが、不整脈は油断してはいけない理由です。

とはいっても不整脈にはいろいろな種類があり、すべての不整脈が怖いわけではありません。怖い不整脈はひとにぎりです。不整脈をよく理解すれば、無用に不整脈を恐れる必要はないのです。

●不整脈の原因はさまざま

不整脈の原因はさまざまです。取り除くことができる原因があるのか、取り除けない原因が背景にあるのかによって治療方針が大きく変わってきます。

原因が取り除けるなら、原因を取り除くだけでいいのですから比較的簡単に対応できます。取り除ける原因の一例としては、飲んでいる薬の副作用として不整脈がでる場合です。やめられるならこの薬をやめればいいですし、やめられない場合は不整脈の原因にならない他の薬で代用できないかを検討します。

甲状腺ホルモンというホルモンが強くなりすぎることで不整脈がおこりやすくなるのも有名です。この場合は甲状腺の治療を優先して行い、甲状腺ホルモンを正常値に戻します。他にも、下痢や嘔吐でミネラル（電解質、とくにカリウム）のバランスが崩れても不整脈がおきやすくなります。カリウムは難しい電解質で、高くなりすぎると心臓がとまってしまうので非常に怖いのですが、低くなりすぎても不整脈の原因となります。尿として排泄するカリウムの量を調節することでバランスを保っているのですが、ひどい下痢や嘔吐によりその調整機能が追いつかなくなるのです。この場合は、下痢や嘔吐を治すことが先決です。また、カリウムが体質的に低めに維持されている場合があります。この場合は、カリウムを補充する薬で少し補ってやります。

精神的なストレスで不整脈がでることもあります。この場合は不整脈の「原因」というより「誘因」と呼ぶべきかもしれませんが、広い意味で「原因」といえるでしょう。緊張して心拍数＝脈拍数が増えて胸がバクバクするのは正常な反応であり不整脈ではありませんが、緊張すると脈拍数が増えると同時に脈がとぶことがあります。これは不整脈がでているからです。この場合、緊張する場面を避ける努力はしてもらいますが、「緊張するな」というのは無理がありますから、緊張しても脈拍数があまり増えなくする薬を内服します。

一方、心筋症や心筋梗塞など、心臓自体に病気があって、これが原因で不整脈がでる場合があります。一度おこした心筋梗塞は取り除けませんから、こうした場合は取り除けない原因があることになります。原因は取り除けませんから、不整脈がでにくくなる薬を使います。また、遺伝的に不整脈をおこしやすい場合もあります。これも取り除けない原因です。

このように、不整脈と診断されたら、背景にある病気は何なのか、取り除ける原因がないかを検討することが重要です。

不整脈の症状は？

それでは不整脈があると、どのような症状がでるかを考えてゆきます。

「動悸」とは何か

普段は脈を気にして生活していませんよね。心臓がちゃんと動いているということを意識していたら寝る暇がありません。私たちは、脈が一定のリズムで打っているのに慣れていますので、不整脈がでて脈のリズムに乱れが生じると脈を意識するようになります。脈を意識することを「動悸《どうき》」といいます。

動悸を感じるのは不整脈の場合だけではありません。前述のように、緊張して脈拍数が増えて胸がバクバクするのは脈が速いだけで不整脈ではありません。好きな人に告白しようと思うとドキドキするのもこれと同じ「動悸」です。ですので「動悸」＝「不整脈」ではありませんが、動悸は不整脈の代表的な症状です。

動悸を感じやすいか感じにくいかには個人差があります。後述する心房細動は脈がバラバラで一定のリズムがなくなりますので、動悸を自覚する方が多いのですが、全く自覚されない方もいらっしゃいます。一過性に心房細動になるよりも慢性的に心房細動が続いている方が動悸の訴えは少ないように思います。いつも脈がバラバラだと、脈がバラバラなのに慣れてしまうのかもしれません。脈が速いだけでも動悸がしますので、脈拍数の個人差もあるかもしれません。

それ以外に、不整脈がでると「脈がとぶ」感じがすることがよくあります。脈を意識するという意味では動悸に含まれるかもしれません。よくある原因は、期外収縮です。不整脈がないときは「洞」からの指令で一定のリズムで脈を打っているのに、少し早いタイミングで別の場

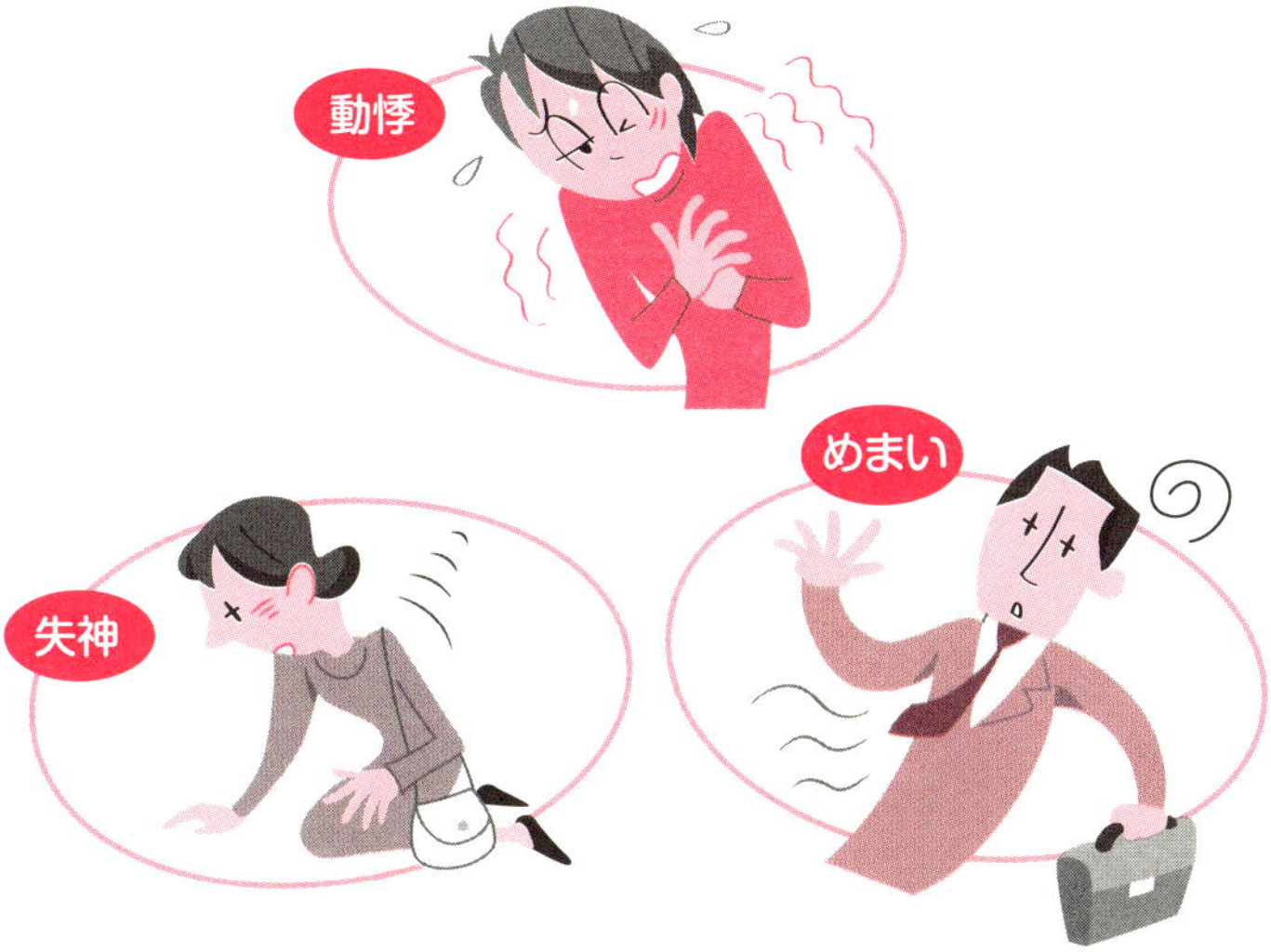

所から指令がでてリズムが乱れるパターンです。タイミングのずれた指令（不整脈）を「期外収縮」と呼んでいます。詳しくは後述します。

指令のでどころが心房ならば「心房期外収縮」、心室ならば「心室期外収縮」と区別されます。「期外収縮」のタイミングが早すぎると、血液が心臓から十分押し出されず脈にならない、いわば心臓の空打ちの状態になります。心拍数＞脈拍数の状態になるので、感覚としては「脈がとぶ」ように自覚するものと考えられます。この期外収縮を自覚するかどうかも人によって異なりますし、状況によっても変わります。一般的に就寝前など静かにしているときは感じやすく、活動してバタバタしているときは感じにくいようです。

不整脈による「めまい」と「失神」

「動悸」の次に代表的な症状が「めまい」です。不整脈によるめまいは頭に十分な血液が送れなくなり生じると考えられるので、目の前が真っ暗になる「眼前暗黒感《がんぜんあんこくかん》」とほぼ同じ意味かもしれませんが、患者さんが「眼前暗黒感がします」と訴えてくることはまずありませんから、「めまい」として一緒に説明します。次の「失神」につながっているかもしれません。

「めまい」を訴える患者さんは非常に多く、原因も多種多様なので鑑別が難しい訴えです。私はめまいの専門家ではありませんので、あまり詳しくは解説できませんが、耳が原因のめまいが多い印象があります。耳には三半規管《さんはんきかん》といって平衡感覚を司っている器官があり、めまいの原因になります。メニエール病という病気が有名ですが、これも耳が原因でめまいがおきます。

耳が原因のめまいは「目が回る、天井が回転する」ようなぐるぐるめまいをおこすことが多いようです。一方、不整脈が原因のめまいは「目の前が真っ暗になる」ようなめまいです。おおざっぱにはこんな感じで鑑別してゆきます。「立ちくらみ」についてはコラム（30ページ）に記述しました。

不整脈の症状で注意しなくてはいけないのが「失神」です。失神しそうになることを「前《ぜん》失神」といいます。

「失神」「前失神」「眼前暗黒感」は、注意が必要な不整脈の症状です。前述のように5秒くらい「心臓が止まる」または「心臓が痙攣する」状態が続くと意識がなくなります。厳密にいうと、「失神」するかどうかは立っているか・座っているか、起きているか・寝ているかによって違ってきます。座っているか寝ている場合、失神するまでの時間は5秒よりも若干長くなります。「前失神」ですむかもしれません。

いずれにしても、心臓が止まるような不整脈がおきると、あっという間に「失神」「前失神」が現れます。「失神」に先行して「動悸」を自覚する場合もありますから、この場合は身構えることができますが、場合によっては前触れなく突然「失神」「前失神」が現れます。階段の上で突然倒れたら大変です。ですからこれらの症状を自覚したときは原因が何なのか、しっかりと調べて対策をたてる必要があります。

コラム

「立ちくらみ」は不整脈のせい？

「立ちくらみ」を訴える患者さんが多いですが、「立ちくらみ」の多くは血圧が一過性に下がるのが原因です。仮に心臓が同じ強さで血液を拍出しているとします。この状態で座った姿勢から急に立ち上がるとどうなるでしょう。心臓より下にある足の動脈の抵抗が下がり、足に血液が流れやすくなります。このままだと血圧が下がって頭に血液が届かなくなるので、速やかに足の血管を収縮させて血圧が下がるのを防ぎます。こうした血管の収縮具合の調整、血圧の維持は自律神経の調整で自動的に行われます。

ところが、立ち上がってから神経の調節が働くまでに時間差がでることがあります。立ちくらみの原因です。一時的に血圧が下がるので、頭に十分な血液が送れなくなり、くらっとする

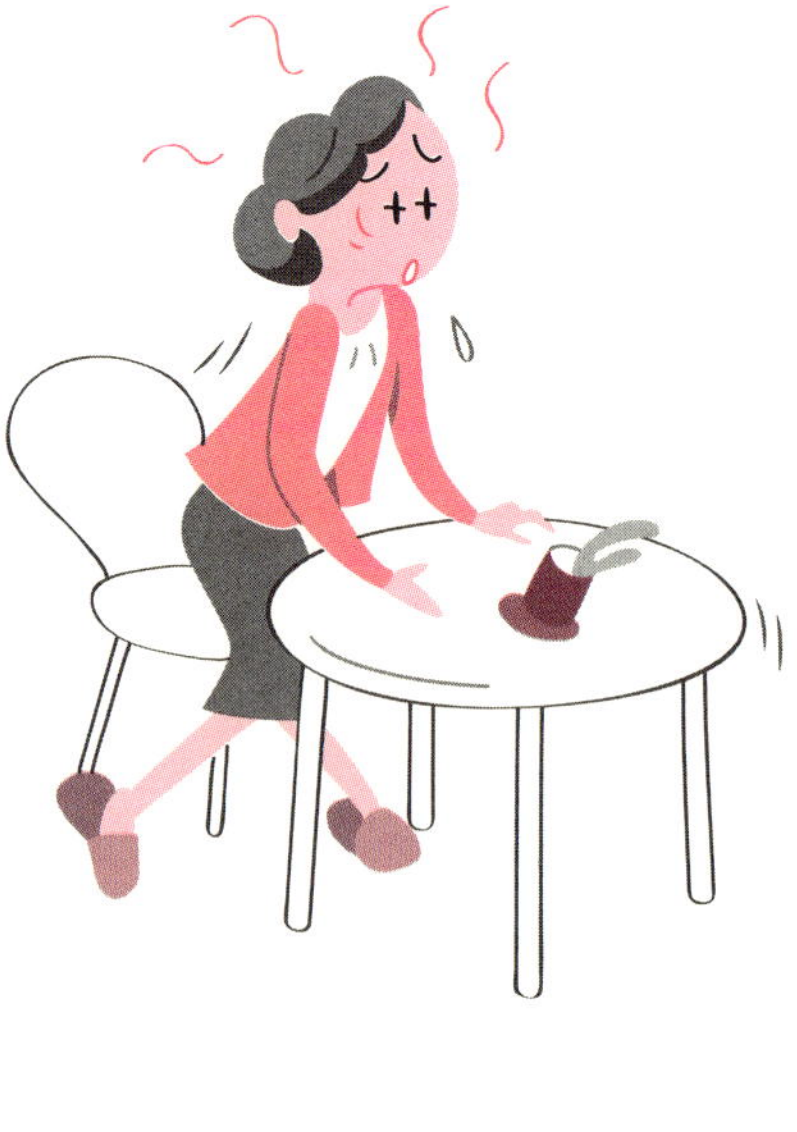

のです。あくまで一時的なものなので、立ち上がってしばらくじっとしていれば血圧が上がってきます。病的というより体質の問題のことが多く、立ち上がってすぐ動き回らないように注意して、体を慣らすことで対応できることがほとんどです。

無症状でも、健診で発覚！

不整脈をどれだけ自覚するか、には個人差があります。そのため、不整脈がでていても無症状のことも珍しくありません。健診で偶然不整脈がみつかったなら、それは幸運だったと考えるべきでしょう。

健診で心電図をとる目的は様々です。不整脈だけでなく、心筋梗塞や心筋症など心臓の病気は多種多様です。しかし心電図はいずれの病気でも心臓の検査の入り口です。心電図は電気の流れを見ていますので、最も得意とする病気は不整脈で、多くの不整脈は心電図だけで最終診断に至ります。しかし、心筋梗塞や心筋症の場合にも心臓の電気の流れが変化することが多いので、心電図から病気を疑うことができます。不整脈のように心電図だけで最終診断とはいかなくても、疑いがもたれれば心臓超音波検査（心エコー）などの検査を追加して行えばよいのです。

前述のように、心筋梗塞や心筋症が不整脈の原因であることも珍しくありませんから、不整脈を指摘されたら一度専門医を受診することをおすすめします。

●放置できない不整脈がある

健診の多い春がすぎると、健診で不整脈を指摘された、という方の受診が多くなります。受診されると、私はまず心電図と胸のレントゲンを再度確認するようにしています。指摘された不整脈が続いているのか、頻度はどうなのかを知るのに心電図が必要ですし、胸のレントゲンは心臓の大きさがおおまかに把握できるからです。心臓が大きい場合は、不整脈以外の心臓の病気があるかもしれないので、聴診所見とあわせて総合的に考える必要があります。

とはいえ、ほとんどの場合、「心配しないでいいですよ」と説明することになるのですが、ごく一部で「あれっ?」と思う場合があります。症状がある場合、「動悸」はそこまで心配しませんが、「失神」すると聞くと慎重になります。急に失神したら大変です。倒れて頭をぶつけるかもしれないし、打ちどころが悪ければ致命傷になりかねません。心臓が止まるような不整脈が隠れているかも、という目でみてゆきます。どんなときに失神するのか、前兆はあるのか、など詳しく聞いてゆきます。不整脈の診察では問診が重要です。

症状がない場合で、「血のつながった家族に突然死した方がいる」と聞いた場合も慎重になります。まれですが、不整脈の中に遺伝的なものが含まれるからです。ここでも問診が大切です。

レントゲンで心臓が大きいことがわかった場合、心臓にポンプの働きを悪くするような病気があって、それが原因で不整脈がでているのかもしれません。心臓の働きが落ちている場合、ささいな不整脈でも命とりになることがありますので、慎重に検査を進めてゆきます。

多くの不整脈は心配いらないのですが、放置できないものが中に存在するのです。初めて診察したときの、「あれっ？」と感じる嗅覚のようなものが大切なのかもしれません。

●不整脈の検査方法

不整脈の診断は、何より「不整脈を捉える」「症状のあるときの心電図を捉える」ことが重要です。受診時の心電図に不整脈が含まれるかどうかはわかりません。逆に不整脈っぽい症状を訴えるけれども、調べてみると不整脈ではなかったということも少なくありません。ここでは不整脈の診断、原因検索によく用いられる検査について説明します。

1. 心電図

これまでにも何度も登場している、健診でもおなじみの検査です。左右の手首・足首と胸部に計10点の電極をつけて記録します。心臓の電気の流れをみるための検査で、不整脈に直結した検査といえます。

　ただし、通常はほんの数十秒で済んでしまう検査ですので、記録している間に不整脈やいつもの症状がでるとは限りません。しかし不整脈がでなかったからといって、全く意味がないわけではありません。さまざまな心臓の病気で電気の流れが変化することが多いので、心電図から病気を疑うことができるのです。心電図は心臓の検査の入り口です。

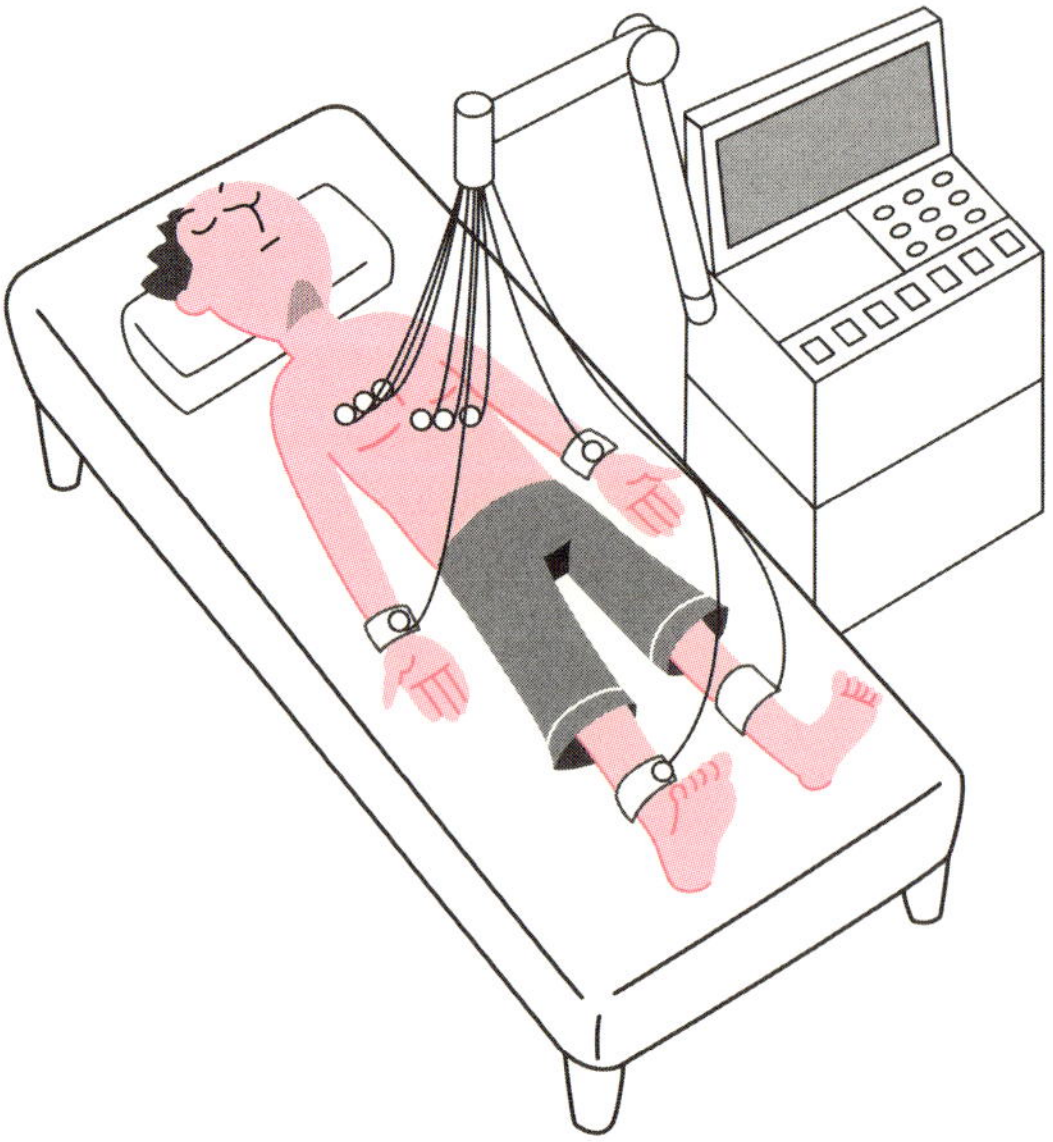

心電図の成り立ち

心電図は大きく三つの山でできています。心臓の拍動一回分が三つの山でワンセットです。はじめの小さな山がＰ波と呼ばれ、心房に電気が流れると生じる山です。次の鋭い山がＱＲＳ波で、心室に電気が流れるときにできる山です。ＱＲＳ波はＰ波よりずいぶん大きいですが、心室は肺に、そして全身に血液を送り出すため壁が厚いからです。大きいＱＲＳ波のあとにつづくだらっとした山は心室の興奮がさめるときの山で、Ｔ波と呼ばれます。心房のＰ波は小さいのでさめるときの山は見えませんが、心室のＱＲＳ波は大きいので、さめるときのＴ波も見えるのです。心電図検査はこれらの山を記録することで山の大きさや形、山と山の間隔などをみることで心臓に異常がないかを調べているのです。

正常な心電図

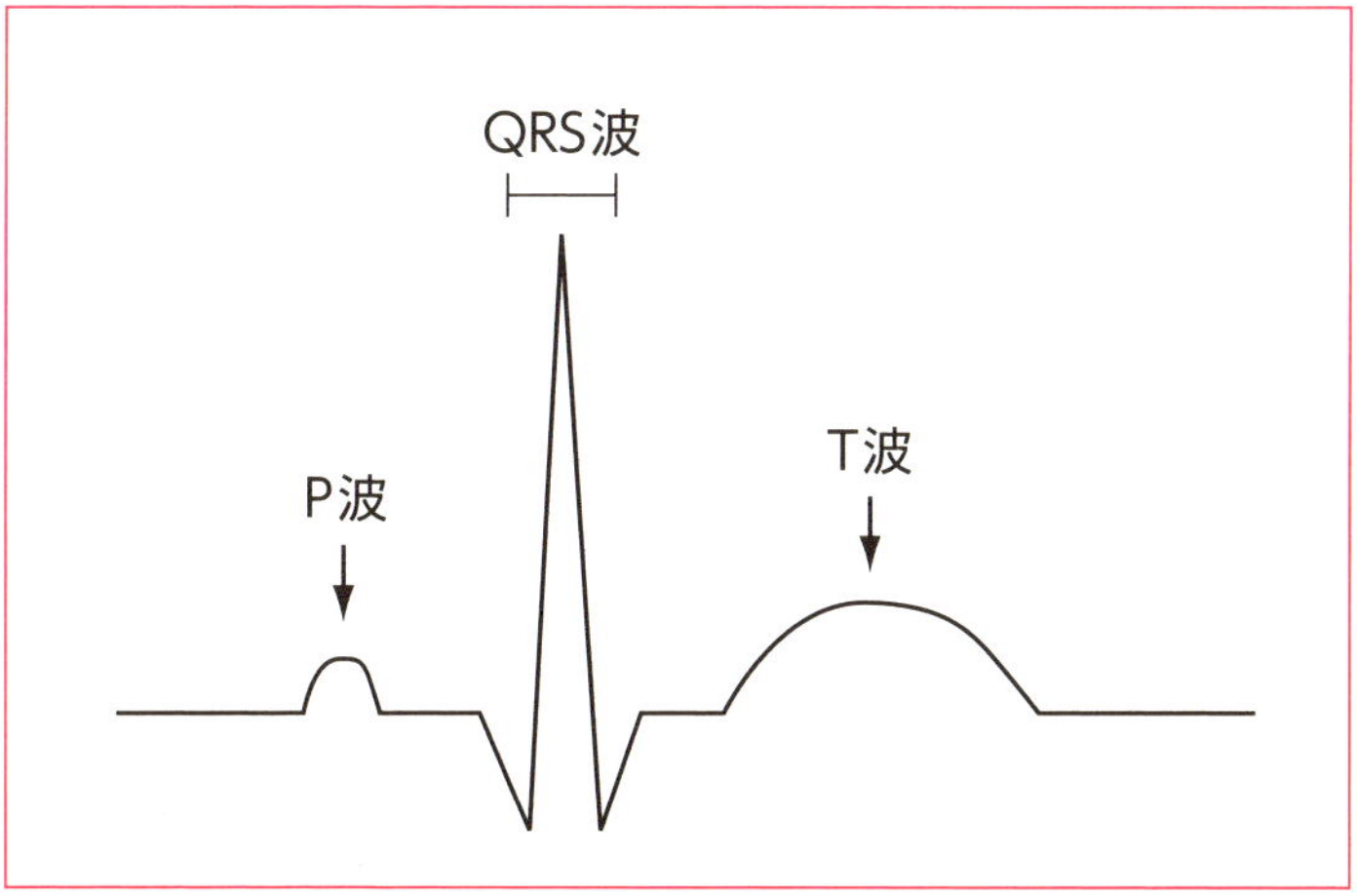

2. ホルター心電図

長時間にわたって心電図を記録する検査で、24時間記録が一般的です。記録のための小さいレコーダーを持ち歩くことになりますが、検査中に運動することも可能で、普段の生活の中での不整脈の状況を把握することができます。

動悸などの自覚症状があればレコーダーのボタンを押しておき、あとから動悸時の心電図を確認することができます。ホルター心電図の装着中は入浴できないのが一般的ですが、最近は入浴やシャワーに対応したホルター心電図も登場しています。通常の心電図では不整脈が捉えられない場合、次の手段として行われることが多い検査です。

24時間という検査の性質上、1日1回くらいは不整脈がでる・症状がある場合に有効です。そのほか、1日の不整脈の数を評価したり、治療した際の治療効果の判定にも使われます。検査中も普

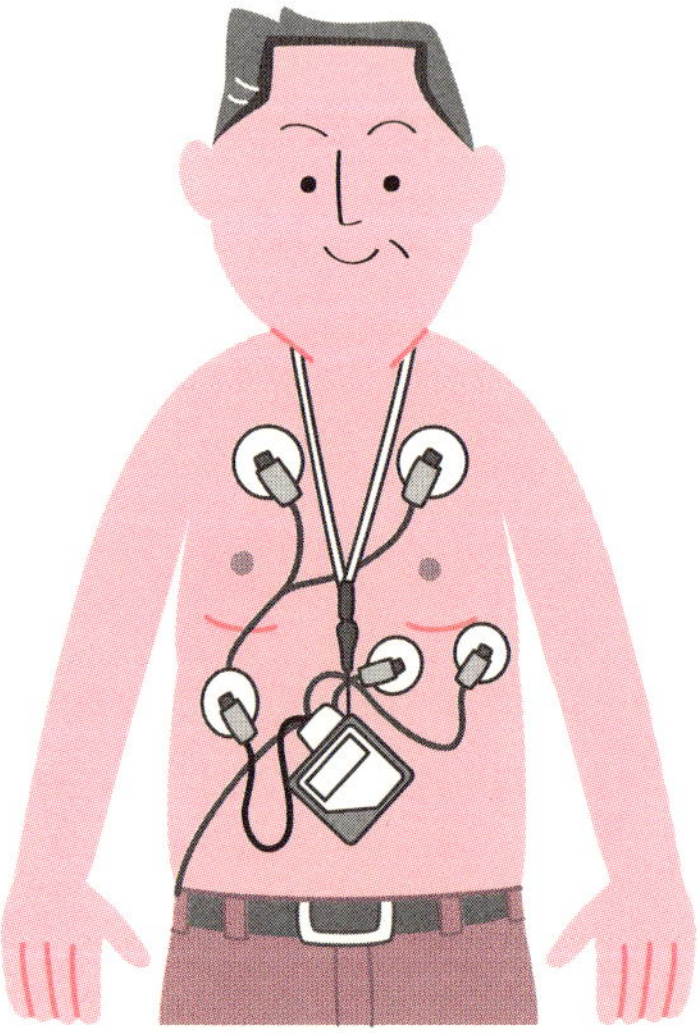

段通りの生活が可能ですので、どんなときに不整脈がでやすいのか（仕事中に多いのか、運動中に多いのか、睡眠中もでているのかなど）を調べることもできます。

ホルター心電図の検査中だからといっておとなしく過ごすのではなく、普段通りの生活をすることが重要です。なお、ホルター心電図は不整脈の診断だけでなく、狭心症の検査としても使われます。

3．携帯型心電計

街の電気屋に売っているオム○ンなどの心電計です。２～３万円で購入できます。持ち歩いておき、症状があれば手の指と胸の間に心電計をはさんで心電図を記録します。簡単な心電計ですがよくできており、たまにしかおきない不整脈の記録に有用ですし、記録した心電図を医師にみせるこ

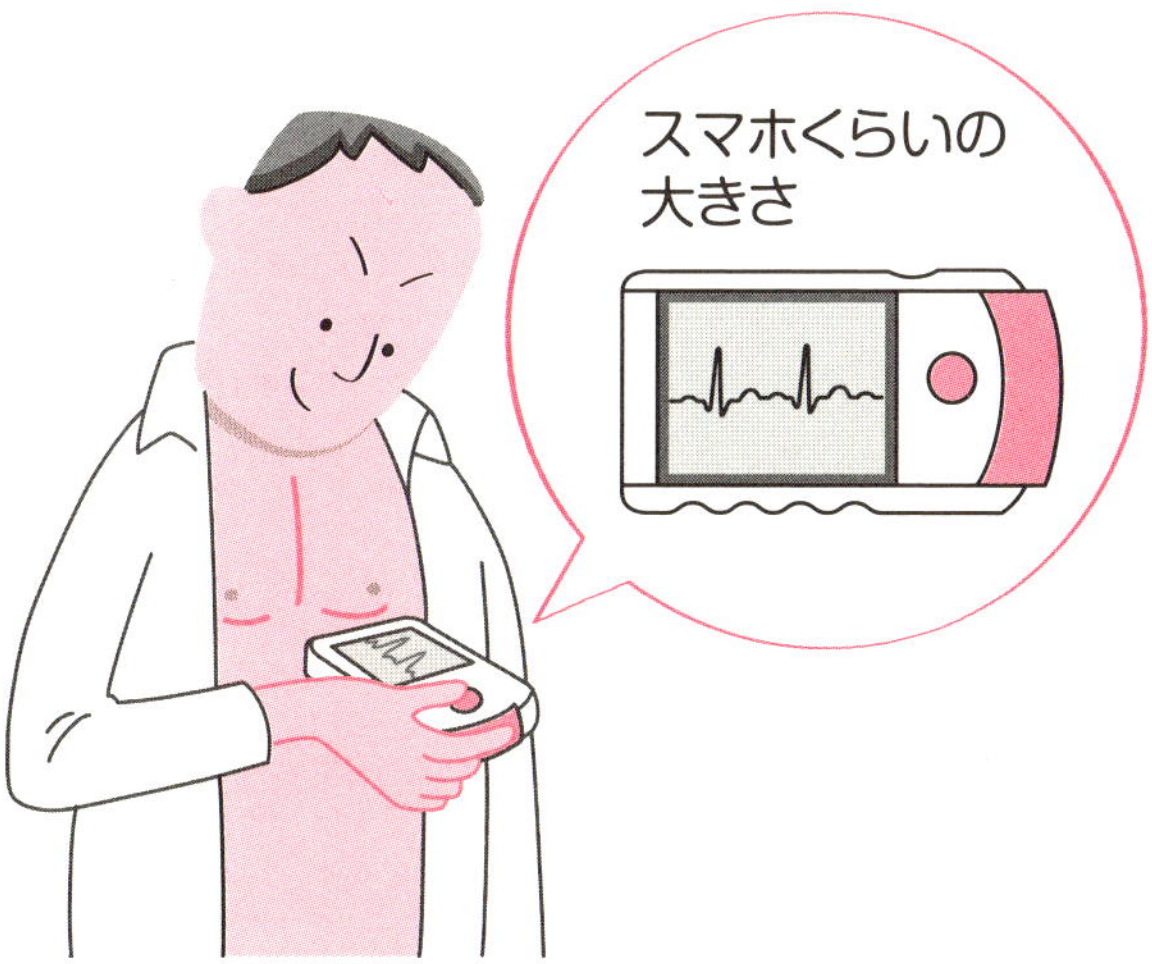

とができますので、症状の原因の特定につながります（あまりたくさん記録して医師にみせると時間がかかるので嫌がられます）。

弱点は、何かを感じたときに自分自身で準備をして記録するので、記録するまでにおさまってしまうような短い不整脈は捉えられないことです。

4. 運動負荷心電図

心臓に負担がかかったときにでる不整脈もありますし、心臓に負担がかかると不整脈が増えることもあります。心臓に少し負担をかけて検査をするのが運動負荷心電図です。

心電計をつけた状態で運動（トレッドミル＝ベルトコンベアーの上を歩く・走る、またはエルゴメーター＝自転車こぎ）をしてもらい、心電図を記録します。この検査も不整脈だけでな

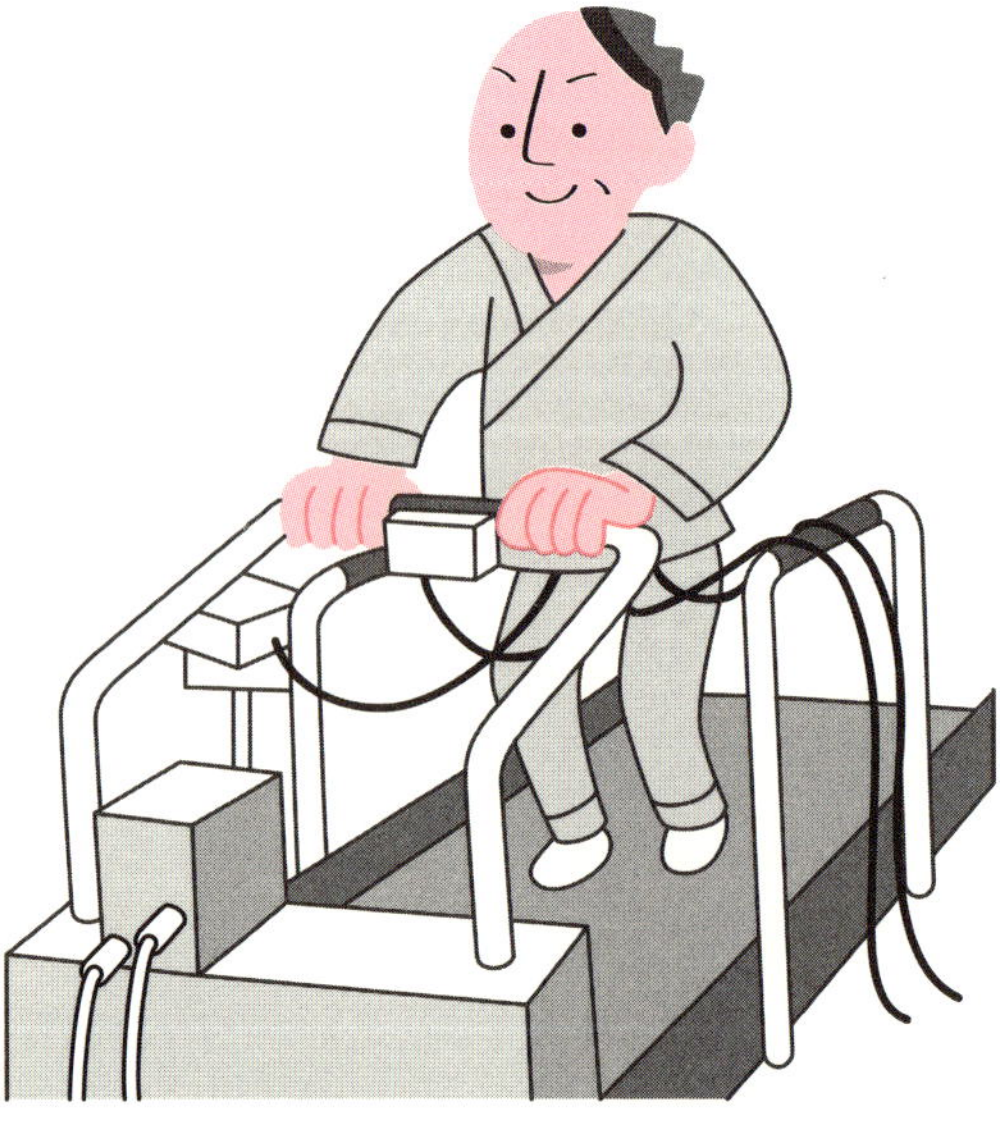

く狭心症の検査にも用いられます。

5．植込み型ループレコーダー

頻発する不整脈でなければ、「心電図で不整脈が捉えられない」「症状があるときの心電図が捉えられない」ことはよくあります。24時間のホルター心電図でも、装着している間に不整脈や症状がでなければ意味がありませんし、携帯型心電計も不整脈や症状がでている間に記録できるとは限りません。そこでもっと長期間心電図をモニターするのに用いられるのが「植込み型ループレコーダー」です。

どこに植込むかというと、身体の中です。胸壁の脂肪の中に小型のレコーダーを植込むことになりますので、これまで紹介した検査とは異なり、侵襲《しんしゅう》のある検査になります。００７のような世界ですね。マッチ棒を４～５本束ねたよ

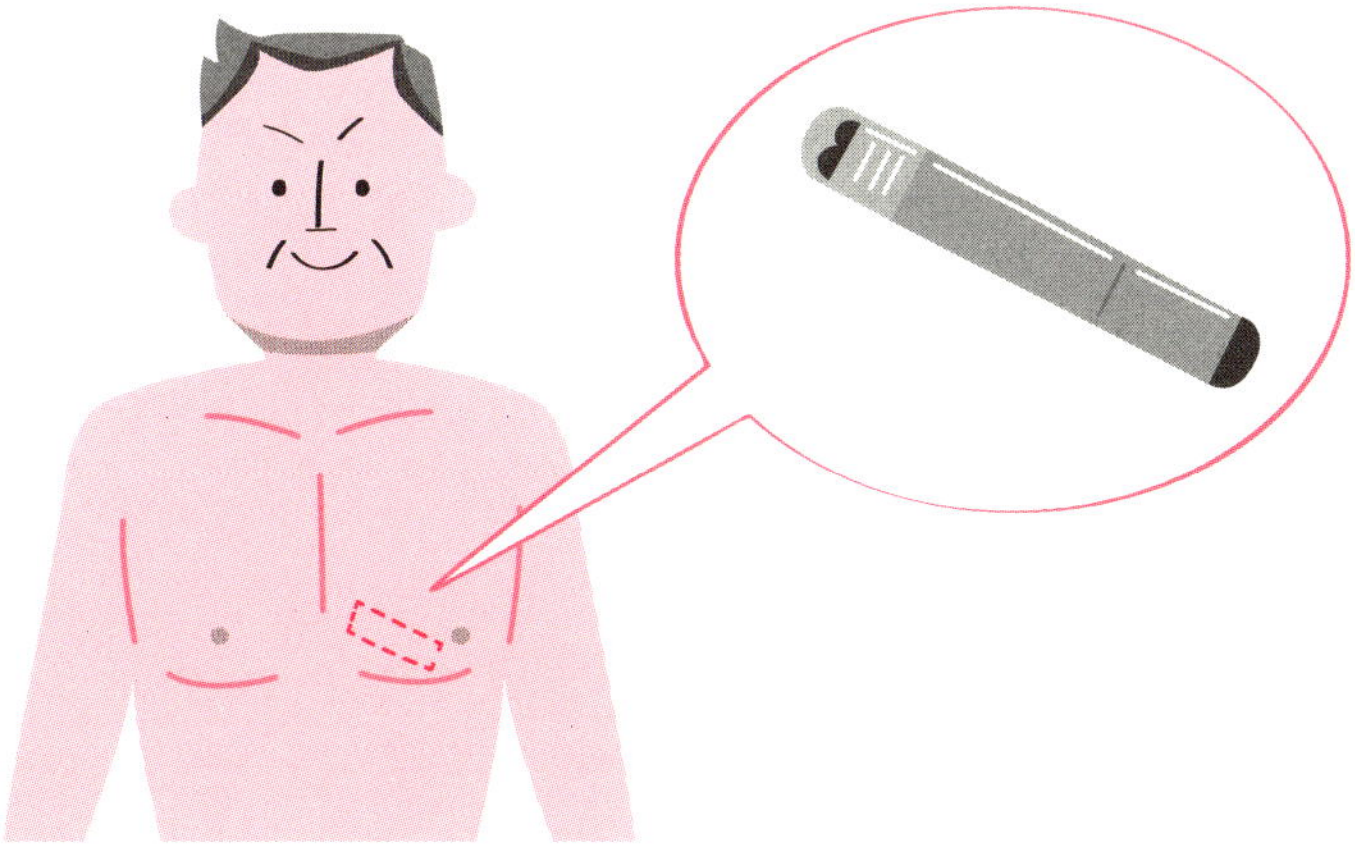

うな小さい本体ですが、電極が2つ付いていて、常時心電図を見張り、記録するのです。

2年ほど記録できるようになっていますので、めったにおきない不整脈や症状のあるときの心電図を記録することができます。2年間の心電図をすべて記憶しているわけではありません。「ループレコーダー」の意味は、どんどん上書き記録してゆく、という意味です。全心拍を記録しているのは直近数分間の心電図だけですが、不整脈を自動認識して別に保存します。

また、患者さん自身が簡単な操作をすることで、その時点から遡《さかのぼ》って数十秒の心電図を保存しておくことができます。ですから、一瞬失神したという場合、意識が戻ってから操作すれば、失神したときの心電図をあとから保存できるのです。こうすれば失神が不整脈によるものかどうかが判断できます。

このように植込み型ループレコーダーは侵襲のある検査にはなりますが、これまでの検査にはない特徴があります。ですから、どうしても原因をはっきりさせたい状況である「原因不明の失神」に対して、保険診療で認められています。

6. 加算平均心電図

心電図は心臓の電気の流れをみていると説明しましたが、そんなに大きな電流が流れているわけではありません。小さい電流を何とか大きくして記録しているのが通常の心電図です。心臓の異常により、さらに小さい電気の流れの変化が生じて心電図が変化することがあります。

微小電位と呼ばれますが、小さすぎてふつうの心電図には表れません。そこで心電図を何回も重ねて記録することで心電図のわずかな変化を捉えてやろう、というのが加算平均心電図です。

小さい心臓の電気の流れの異常が不整脈につながることがあるため、小さい異常をみつけるために行うことがあります。心電図と同じように電極を貼って寝ているだけですが、心電図を重ね合わせるので時間がかかります（およそ30分程度）。

7．心臓超音波検査

心エコーとも呼ばれる検査で、心臓の動きを超音波を使って見る検査です。体表から超音波をあてるだけなので侵襲がなく、心臓のサイズ、壁の動き、弁膜の動きなどを詳細に観察できる検査ですので、あらゆる心臓の病気の検査、スクリーニングとして用いられます。

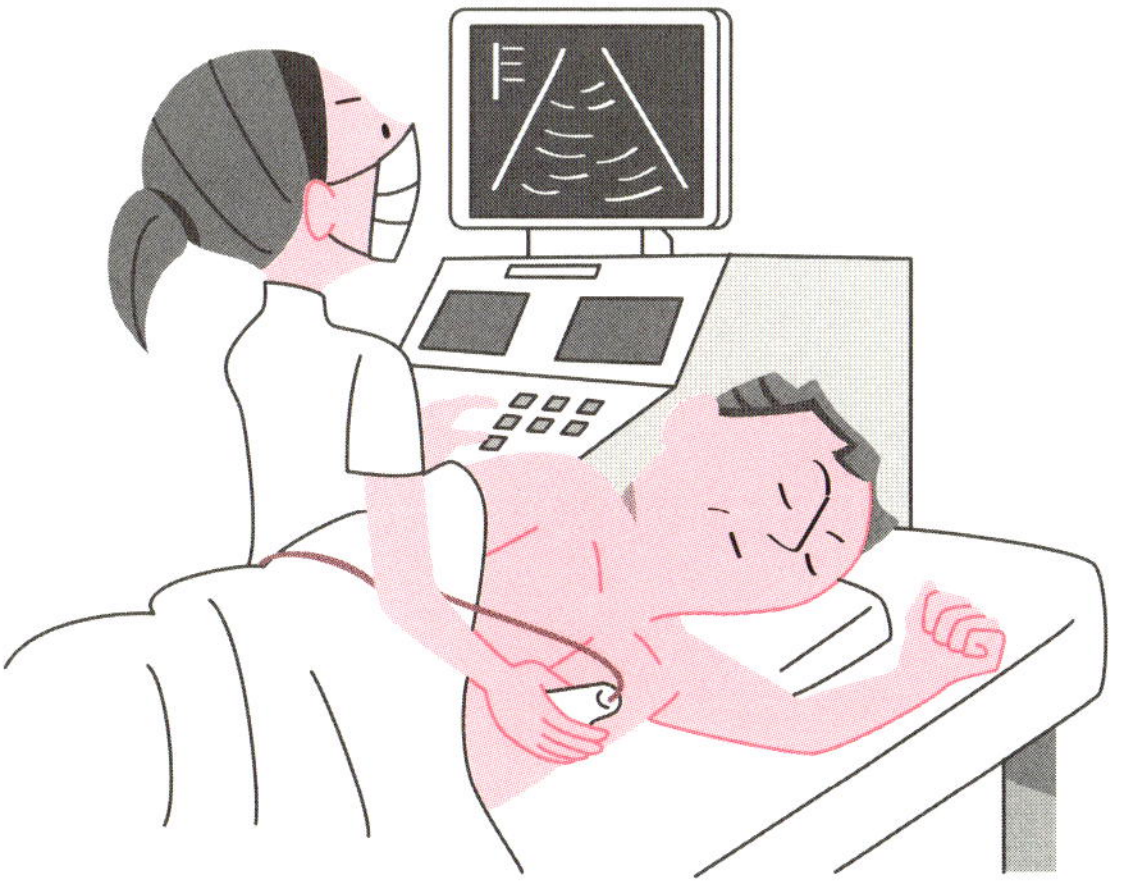

不整脈の原因として、ポンプとしての心臓の異常（たとえば、心臓が異常に大きくなっていて動きが悪くなっていたり、弁が狭くなったり、弁が閉じきらずに逆流してしまったりなど）が背景にあるかどうかで治療の方向性も変わってくるため、確認しておくことが重要です。心臓弁膜が異常で、それを手術で治したら不整脈もなくなる、ということは珍しくありません。また、動きの悪くなった心臓に生じる不整脈は命とりになりうるので注意が必要です。

8. 経食道心臓超音波検査

7の心臓超音波と同じく超音波を使って心臓を観察する検査で、経食心《けいしょくしん》エコーと略して呼ばれています。通常の心臓超音波検査が胸壁から観察するのに対し、胃カメラを太くしたような超音波装置を飲み込んで、胃の手前の食道から心臓を観察します。

体表からの超音波検査が心臓を前から観察するのに対して、経食心エコーは心臓を後ろから観察することになります。心臓の４つの部屋のうち左心房は最も後ろ側に位置しているので体表からでは観察が難しく、心臓の裏から観察するのに食道を使うのです。どういったときに利用されるかというと、不整脈では左心房の血栓の有無を確認するのによく用いられます。

後述する心房細動などにより、左心房に血栓ができて脳梗塞の原因になることがあります。心房細動を電気ショックで停止させようとした場合、左心房に血栓があったら危険ですので、事前に経食心エコーで確認します。また、左心房と左心室の間には僧帽弁《そうぼうべん》と呼ばれる弁が存在します。血液が左心房から左心室へ一方向に流れて逆流しないようにしている弁です。この弁が狭くなったり（僧帽弁狭窄《きょうさく》）、閉じきらなくなったり（僧帽弁閉鎖不全）する弁の病気があります。このような病気でも、弁の詳しい観察をして手術法を検討するのに経食心エコーが活躍します。

しかし、体表から観察するだけの超音波のように気軽に検査できるものではありません。胃カメラよりも太い管を飲み込むしんどい検査ですから、十分な準備が必要です。喉の奥にしっかり麻酔をして、少しボーッとする薬を使ったりもします。

9．採血（血液検査）

これも不整脈に特化した検査ではありませんが、血液の検査は様々な異常を発見できます。特に不整脈に関係が深いものの一つに電解質バラン

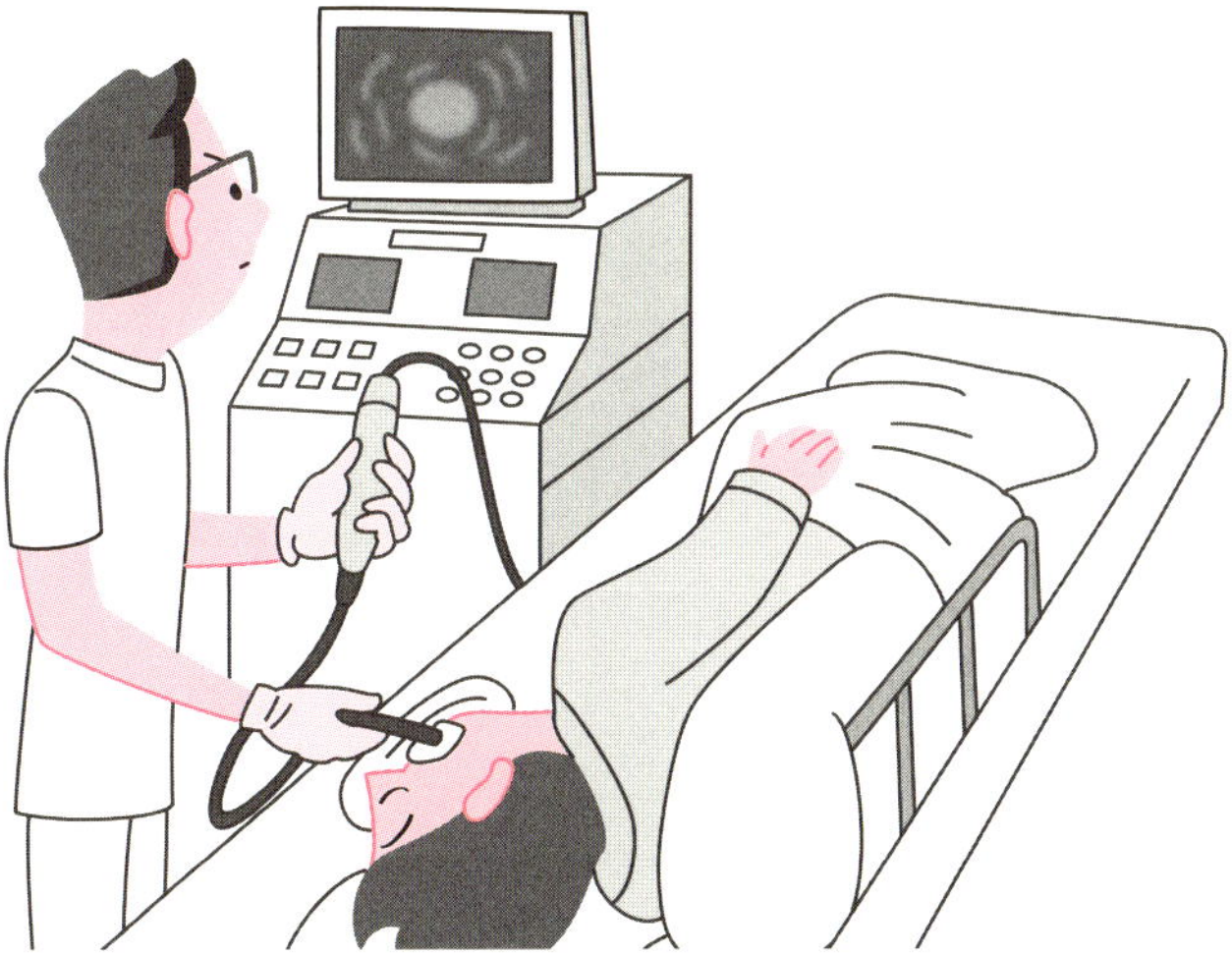

ス（ミネラルバランス）があります。

下痢をしてカリウムが下がりすぎると不整脈がおこりやすいことは前述しましたが、実際に低カリウム血症になっていないかを確認するのは採血検査です。また、ホルモン（内分泌）検査も血液をとることで行えます。不整脈と関係の深いホルモンに甲状腺ホルモンがあります。甲状腺ホルモンが多く分泌されすぎると、心拍数が上がり種々の不整脈がおこりやすくなります。実際に不整脈で受診した患者さんが、実は甲状線機能亢進《こうしん》症だったということはよくあります。

それに採血では肝臓や腎臓の機能もチェックできますので、内服薬で治療する際に薬の投与量を調整する必要がないかを調べます。また、不整脈の治療では後述のように血液をサラサラにする薬をよく使用しますので、胃潰瘍の出血などがおきて突然貧血になる場合があります。薬を開始したあとも肝機能、腎機能、貧血の有無などを確認し、薬の副作用がでていないかを確認する必要があります。

10．心臓電気生理検査

不整脈に特化したカテーテル検査です。カテーテル検査は足の付け根や肘《ひじ》の血管からカテーテルと呼ばれる数ミリの細い管を直接体内に入れて、心臓を詳しく調べる検査です。侵襲のある検査ですから、通常は入院して行います。麻酔は局所麻酔です。カテーテルを入れる足の付け根や肘に局所的に麻酔します。

カテーテルには中が空洞の筒のようなものもありますし、空洞のないものもあります。不整脈のカテーテル検査では主に空洞のない、電極のついたカテーテルが使われます。心臓電気生理検査はその名の通り、心臓の電気の流れを調べる検査です。

心電図検査は体表面から行える侵襲のない検査ですが、心臓をひとまとめにして見てしまうため、心房・心室といった程度の区別しかできません。心房のこの部分の電気の流れ、心室のこの部分の電気の流れというような細かい評価はできません。心臓電気生理検査は必要に応じてカテーテルを心臓のいろいろな場所に直接置くことで、心臓の局所の電気の流れをピンポイントで把握することが可能

カテーテル検査

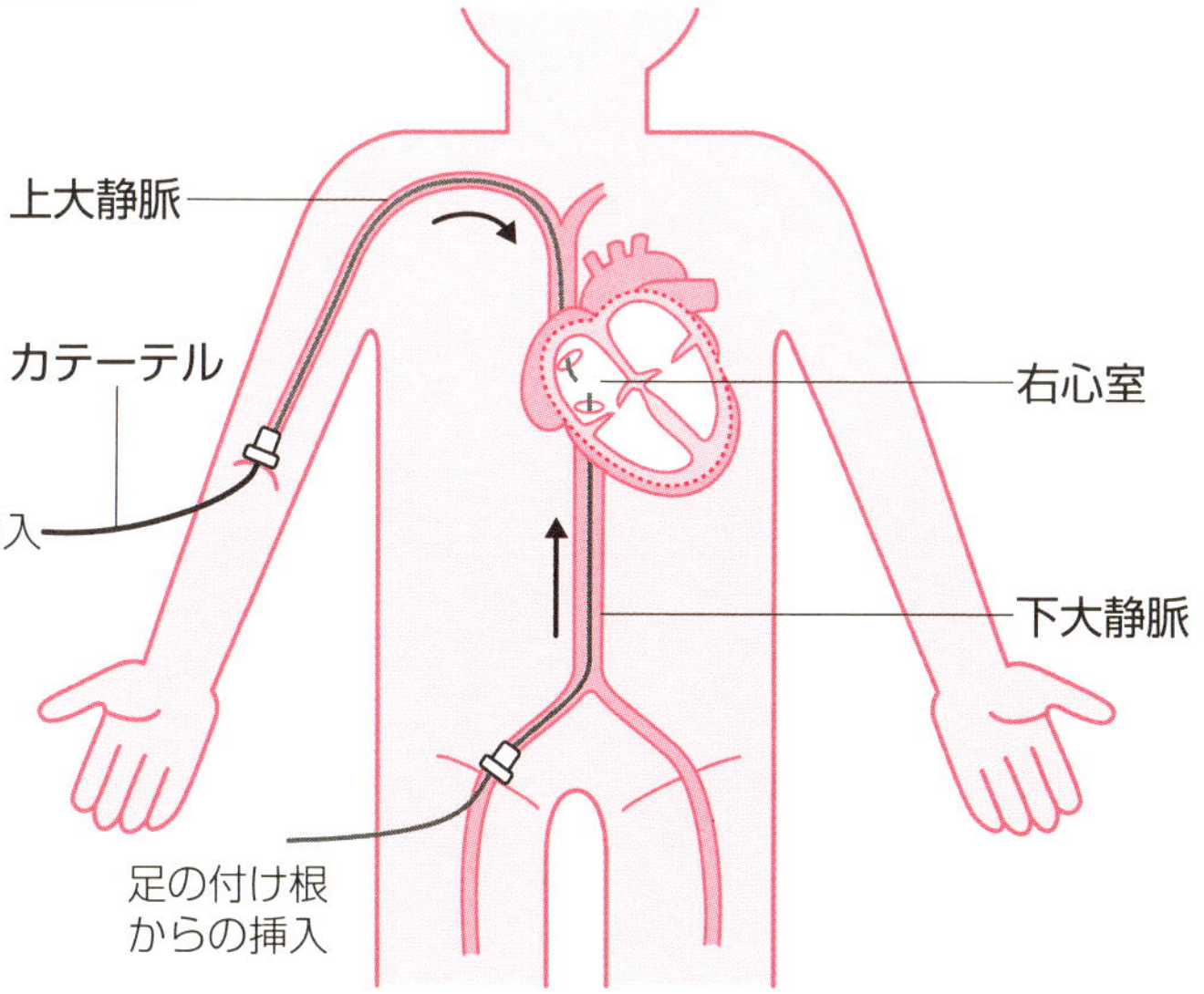

です。

こうすることで、不整脈の詳しい診断を行うことができ、場合によっては不整脈の原因となっている場所を特定してカテーテルの先端から熱をだしてやり、心臓に熱を加えてタンパク変性させることで不整脈を治してしまうこともあります。カテーテルで治療することをカテーテルアブレーション（日本語では電気焼灼《しょうしゃく》術）と呼んでいます。

胸を開けて大がかりな手術をするわけではありません。カテーテルを血管に入れる小さな穴だけですみます。不整脈によってはカテーテルアブレーションにより根治できるものもあり、薬を飲む必要もなくなり不整脈ともおさらばできるのですから、素晴らしい治療だと思いませんか。

第2章

不整脈の
２つのタイプとその特徴

不整脈のタイプの分け方

不整脈にはいろいろ種類があります。これらを分類する方法もいろいろあり、脈が速くなるのか遅くなるのかで分けたり、心房の不整脈か心室の不整脈かで分けたりします。ここでは脈が速くなるか遅くなるかでまず分類し、そこから枝分けをしてみたいと思います。

安静の状態の心拍数が1分間に１００回を超える場合を頻脈《ひんみゃく》、60回未満の場合を徐脈《じょみゃく》と定義していますが、これらの範囲を超えたら全て異常で必ず治療しなくてはならないというわけではありません。

睡眠中、深い眠りにつけば60回／分を下回ることもあるでしょうし、怖い夢をみれば１００回／分を上回ることもあるでしょう。マラソン選手のようなスポーツ選手の安静時の心拍数は通常より少ないことが多く、60回／分を下回りますが異常ではありません。スポーツ心臓と呼ばれます。

話は戻りますが、不整脈の多くは脈が速くなるタイプで

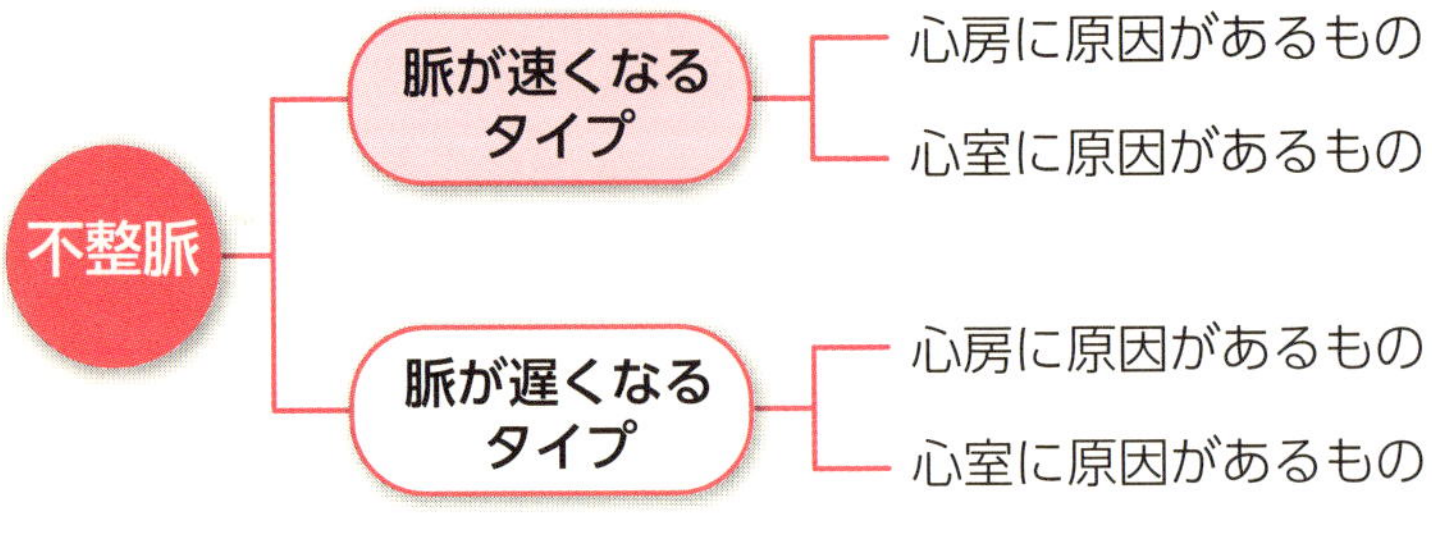

す。遅くなるタイプは限られています。それではひとつずつ見てゆきましょう。

●脈が速くなるタイプ

脈が速くなる不整脈は実にたくさんあります。脈が速くなるタイプをさらに細かく分類して、心房に由来するものと心室に由来するものに分けて考えることが多いのですが、その理由は不整脈がどこに由来するかで重症度が大きく異なるからです。

心房に由来する脈の速くなるタイプ

心房が速く興奮するために、メインポンプである心室もつられて速く興奮し、頻脈になる不整脈です。

心房由来の不整脈

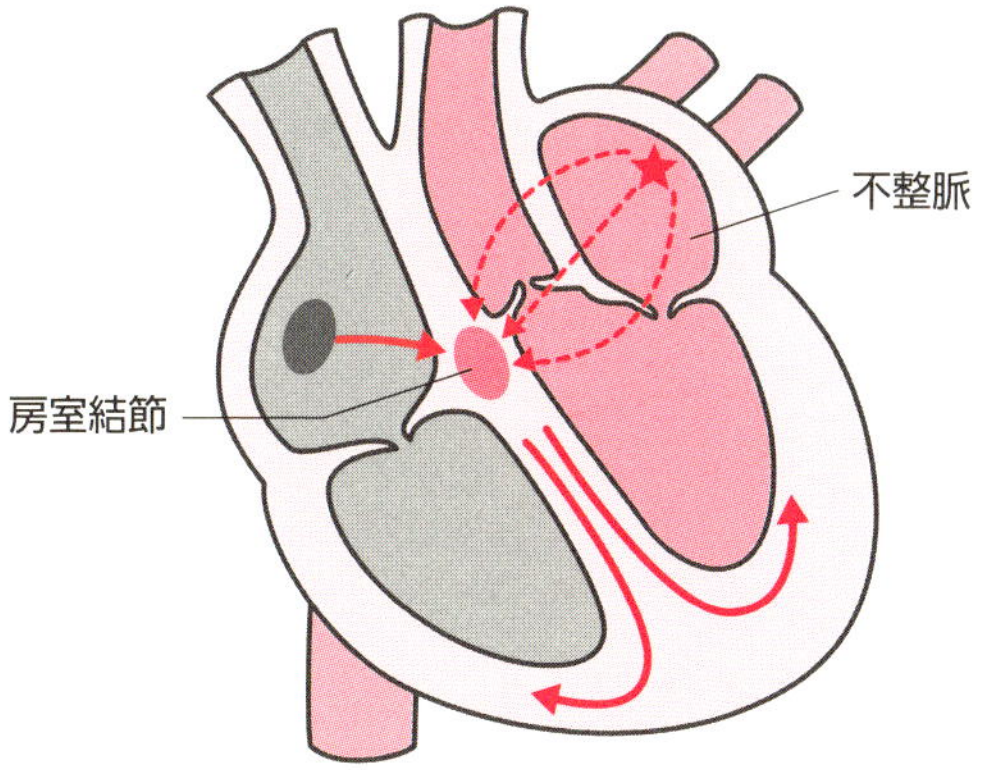

左心房からでた不整脈を表しています。グレーの丸→が正常な洞調律。★→は不整脈で心房の興奮は正常と異なりますが、房室結節に集まってくるのは同じで、房室結節から右脚・左脚を通る道筋は変わりません。

一言でいえば、心房由来の不整脈は、失神したり、命に直結したりするような怖い不整脈ではありません。49ページの図に示したように心房の興奮が房室結節を通って心室に伝わるため、房室結節以下は正常な電気の流れ道、右脚・左脚を電気が流れます。電気が右脚・左脚を流れると、心拍数が少々速くなっても心室はしっかり収縮し、ポンプとしての働きは保たれるため、ドキドキと動悸はしても血圧はしっかり保たれることがほとんどで、怖い不整脈になることはまずないのです。

1. 心房細動

心房細動は心臓に何らかの病気をもった人におこりやすいのですが、高齢というだけでおこることもあり、70歳以上の方の3％に認めるとされ、最もよく遭遇する不整脈です。若い人でも原因なく発症することがまれにあります。脈は不規則で

心房細動のメカニズム

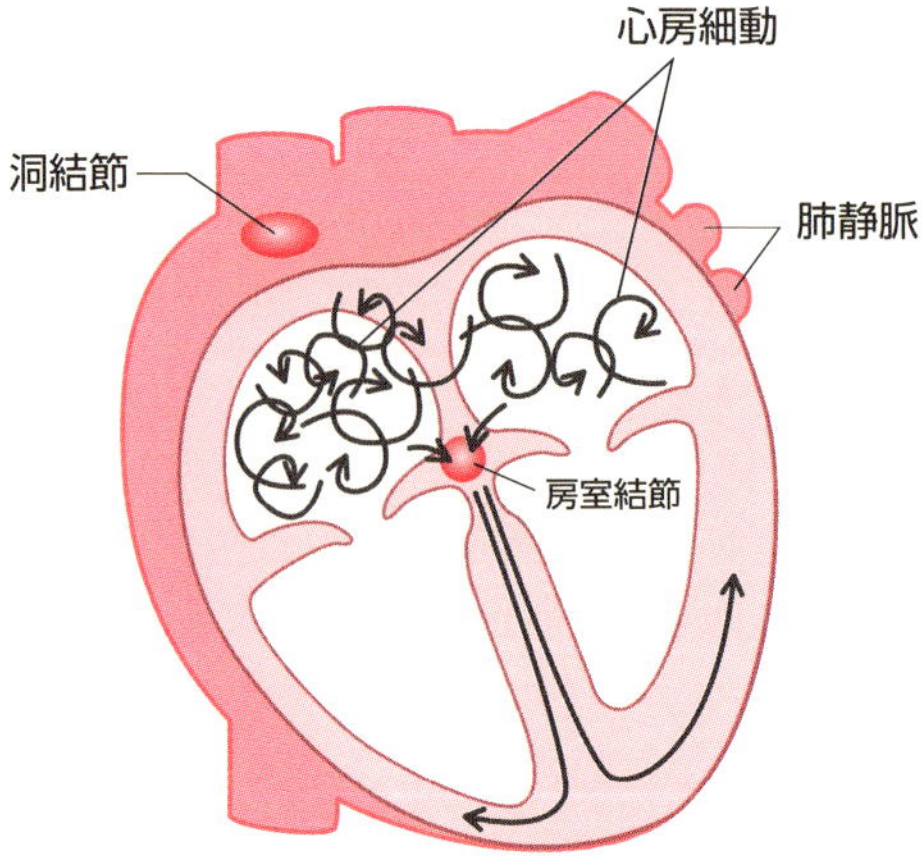

す。

原因の明らかなものとしては、甲状腺ホルモンというホルモンの過多が原因のことがありますので、採血で甲状腺ホルモンの値を調べるようにしています。

心房細動は、一言でいえば心房が痙攣《けいれん》する不整脈です。心房が無秩序に異常な速さで興奮した状態であり、洞結節の指令に関係なく一分間に何百回も興奮します。

心房の細胞の興奮するタイミングがバラバラになってしまい、常にどこかの細胞が興奮していて、心房全体としては有効な収縮ができずに震えているような状態です。心電図では心房が興奮して現れるはずのＰ波がみえず、常に小刻みにゆれているような心電図になります。心房細動がでている間は洞結節のリズムは抑えられて現れません。

心房細動は、おこってから７日以内に停止して

心房細動の心電図例

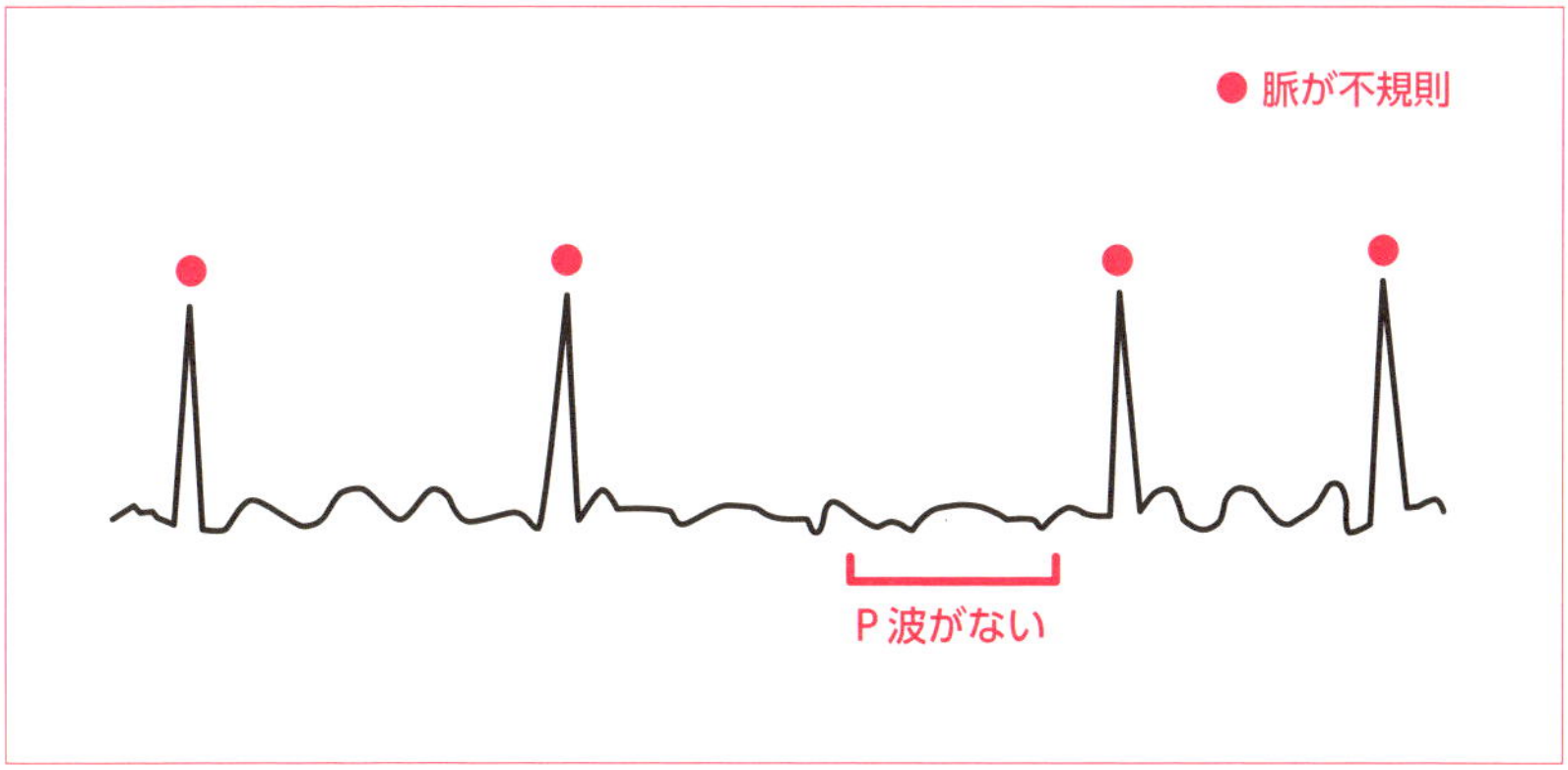

正常な脈にもどる「発作性心房細動」、7日を超えて持続するが電気ショックで停止する「持続性心房細動」、7日を超えて持続して電気ショックでも停止しない「永続性心房細動」に分類されます。

そう、電気ショックが心房細動を停止させる治療法のひとつなのです。よくドラマなどで倒れた人を甦らせるあれです。怖いと思われるかもしれませんが、電気ショックは心臓の電気をリセットし、すべての細胞が揃ってイチからスタートするので、心房細動だけでなく多くの不整脈を停止することができるのです。フリーズして動かなくなったパソコンを再起動するような感じでしょうか。

電気ショックは不整脈治療の最終兵器です。最終兵器の電気ショックでも止まらないような心房細動はどうしようもありません。永続性心房細動は、いわば慢性化した心房細動です。この場合、心房細動はそのままにして、脈拍数を調整します。

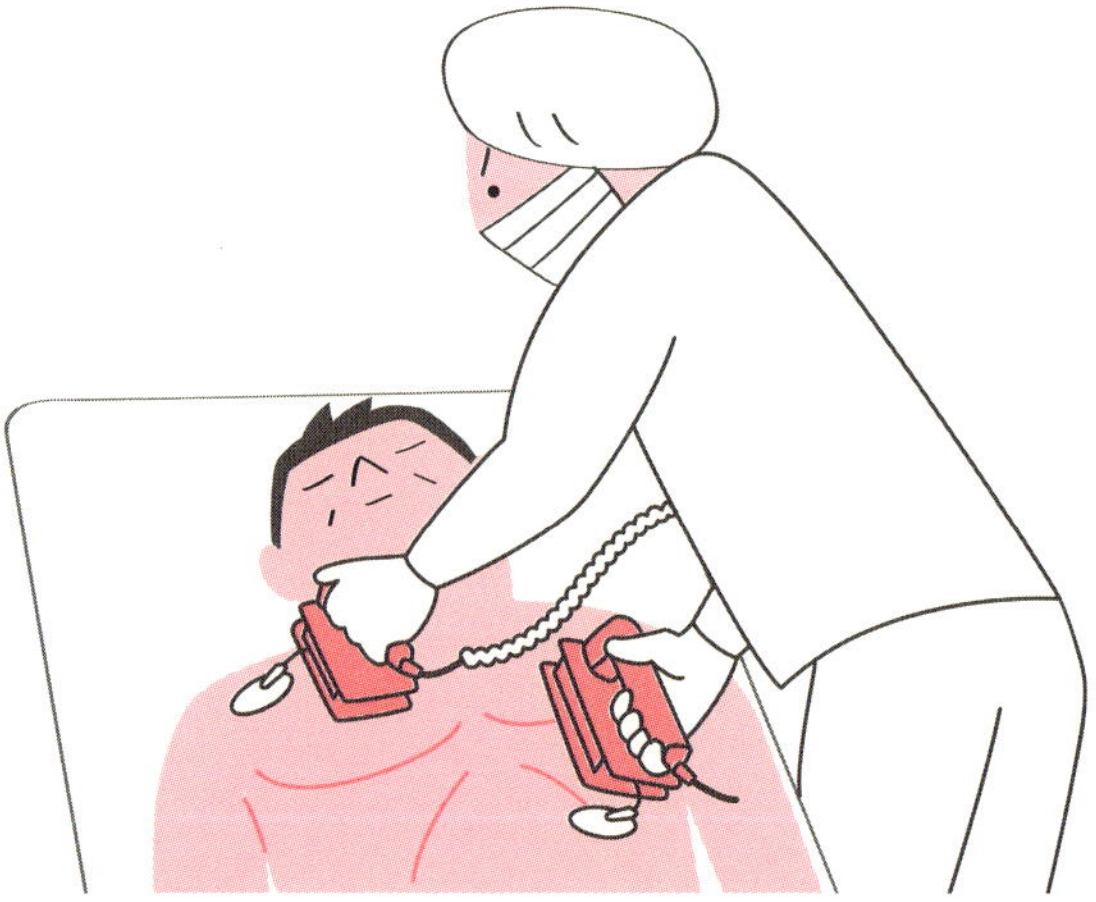

いずれのタイプでも心房細動がおこっている間は心房が異常に速く興奮し、その電気が房室結節を通って心室に伝わってくるので、多くの場合、頻脈になります。ただし、心房が1分間に500回興奮して痙攣している場合、500回すべてが心室に伝わってしまうと心室まで痙攣した状態になってしまい、ポンプの働きができなくなってしまい大変です。

そこで活躍するのが房室結節です。房室結節は、たとえ心房が1分間に500回興奮していても、心室には100～200回くらいしか興奮を伝えない、いわば緩衝材の働きをします。結果的に「心房興奮＞心室興奮」となります。房室結節のおかげで心室は痙攣せずに済むのです。

しかも房室結節を伝わった後は正常な電気の流れ道である右脚・左脚を通るので、心室の収縮は洞調律のときとほとんど同じであり、血圧が極端に下がることもありません。心房細動がおきている間は、心房の興奮は速いうえに無秩序なので、間引いて伝えられた心室の興奮も、リズムがな

絶対不整の心電図例

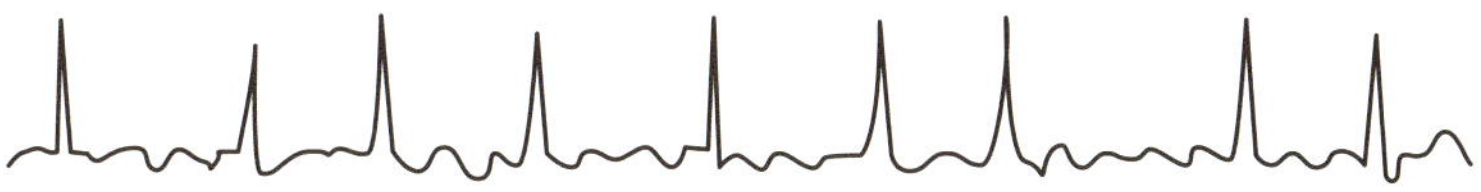

心房の興奮を示すP波が不明瞭で常に波打っているようです。QRS波の間隔がバラバラです。しかしQRS波は房室結節～右脚・左脚を通って心室に伝わっているので形は変化しません。これが心房細動の特徴です。

くバラバラになります。専門的には「絶対不整」と表現されます（53ページの図）。

心房細動を止めて正常な洞調律を維持しようという治療方針を「リズムコントロール」と呼んでいます。電気ショックで心房細動を止めるのもひとつの手段ですし、抗不整脈薬の中でも心房の筋肉に作用する薬を使って心房細動を止める、もしくは心房細動の発生を防ぐのもリズムコントロールの方法です。最近積極的に行われているカテーテル治療、カテーテルアブレーションも心房細動がおきないようにするリズムコントロールのひとつです。

一方で、心房細動の症状は主に頻脈になることが原因なので、房室結節を抑える薬を使って心房から心室に伝わる電気を少なくする、房室結節のもつ緩衝材の働きを強めてやるのも治療戦略のひとつです。これを「レートコントロール」と呼んでいます。

たとえば、心房が1分間に500回興奮していて、心室には1分間に150回伝わっているところを、薬で房室結節を抑えてやって、心室には1分間に80回しか伝わらないようにしてやるわけです。このレートコントロールで症状はかなり改善します。リズムコントロールとレートコントロールはどちらが優れているというものではなく、患者さんの年齢や症状、心房細動の特徴などを加味しながら、個々の患者さんに適した治療法を選択する、ないしは併用することになります。

ところで、心房細動は、長嶋茂雄監督が脳梗塞を発症した原因の不整脈として一躍有名になりました。心房由来の不整脈は怖くないと言ったのに脳梗塞をおこすなんて話が違うじゃないか、とお叱りを受けるかもしれません。前に述べたように、心房細動は心房に由来する不整脈のため、失神したり突然死したりすることは、まずありません。そういう意味で心房細動は不整脈としては怖いものではないのです。

ところが脳梗塞の原因になることがあるのです。心房細動は心房が痙攣したような状態と前述しましたが、心房が痙攣しても血液はすぐ下にある心室に押し流されてゆくので、ポンプとしての血液の流れにはあまり影響はありません。ところが心房が収縮しないので二つの心房の部屋の中の血液がよどみます。

特に心房の入りくんだところは血液が滞留しやすく、血液が固まってしまいます。血のかたまり＝血栓ができるのです。血栓が心房の中にとどまっていれば問題はないのですが、何らかの拍子にとんで行ってしまうことがあります。右心房の血栓は右心室から肺へと、左心房の血栓は左心室から全身の動脈へととんでゆきます。「何らかの拍子」というのは、多くの場合、心房が再び収縮を始めたときです。すなわち、心房細動が停止したとき、心房細動が治ったと喜んでいたら血栓がとんでしまった、ということになりかねません。

肺の血管は余力があるので、右心房から肺へ小さい血栓がとんでも問題にならないのですが、左心房から全身の動脈に血栓がとんでゆくと大問題です。頭の動脈にとんでゆけば脳梗塞、心臓を栄養している動脈にとんでゆけば心筋梗塞を引きおこします。

でもご心配なく。心房細動があることがわかっていれば、あらかじめ血栓を作らないように対策をたてることができるからです。血が固まらないように血をサラサラにしておけばよいのです。心房細動を発見して早く受診しましょう、というキャンペーンで、3月9日は「脈の日」と定められています。心房細動の脈はばらばらで「絶対不整」ですから、無症状の心房細動でも自分で気づくことができます。毎朝起きたら脈をとる、動悸がしたら脈をとる癖をつけたいですね。

ところで、心房細動を発症したときに血栓ができやすい、脳梗塞をおこしやすい人の特徴がわかっています。専門家がチャッズ（CHADS）スコアーと呼んでいるものです。心不全（Congestive heart failure）、高血圧（Hypertension）、年齢（Age）（75歳以上）、糖尿病（Diabetes Mellitus）、脳卒中等の既往（Stroke）をもっているとう脳梗塞をおこしやすいというもので、それぞれの頭文字をとっていて、いくつに該当するかを点数にします。何点以上の人は血をサラサラにする薬を飲んだ方がよい、という指針が改訂されてきましたが、現在は発作性心房細動でも持続性心房細動でも、5つのうちのどれかひとつでも当てはまる人は、脳梗塞になる危険が高いので血をサラサラにする薬を飲んだ方がよい、という指針になっています。血液をサラサラにする薬について

チャッズスコアーとは

C	心不全の合併
H	高血圧あり
A	75歳以上の高齢者
D	糖尿病あり
S	脳梗塞の既往

は第３章で詳しく説明します。

2. 心房頻拍、心房粗動

心房頻拍や心房粗動《そどう》は、心房細動の親戚のような不整脈です。頻脈になるので動悸がしますが、心房に由来する不整脈ですから怖い不整脈ではありません。

心房細動のように心房が一分間に５００回も興奮するのではなく、一分間に１００～３００回程度興奮します。心房の興奮に一定のリズムがあることが多く、多くの場合、心電図では心房の興奮を表す小さな波が一定間隔で現れます。この心房の波は洞結節から伝わる洞調律のときの心房の波とは異なるので心電図波形も異なり、心房頻拍（不整脈）であると判断できます。

心房細動同様、特に心臓に病気のない人にも起こることがありますが、典型的な例は過去に心臓にメスを入れた手術の既往のある人に生じる心房頻拍です。心臓の傷跡が心房頻拍の温床になるケースです。

心房粗動の心電図例

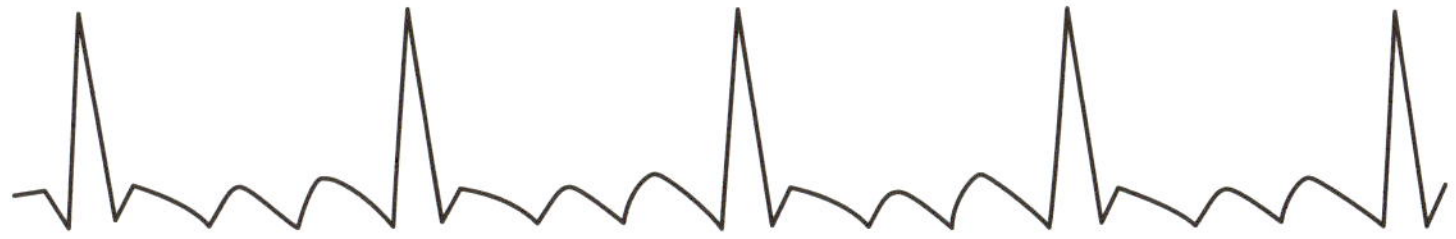

心房の興奮がのこぎりの歯のように独特の形をしています。心房の興奮頻度は1分間に300回程度。

心房粗動は心房頻拍のひとつと考えるとよいですが、心電図で心房の興奮がのこぎりの歯のように独特の形をしていて、心房の興奮頻度は1分間に300回程度です。

心房粗動は心臓手術の既往といった原因がなくても生じる心房頻拍の代表です。約300回/分の心房の興奮が全て心室に伝わると心室が痙攣したようになり大変ですから、心房細動のときと同じように、房室結節が緩衝材になって心房の興奮の2~3回に1回を心室に伝えるようになります。「心房興奮>心室興奮」です。300回/分で興奮している心房興奮の2回に1回が心室に伝われば心室の興奮、すなわち心拍数は150/分、3回に1回が心室に伝われば心拍数は100回/分になります。こうした理由から心房頻拍/心房粗動の心拍数はある程度一定しており、心房細動に比べると脈の不整が目立ちません。心房頻拍の中には1分間に100回未満と非常に遅いものもあります。1分間に100回程度の心房の興奮はすべて房室結節を通って心室に伝えられます。心房興奮:心室興奮=1:1になるのです。心房頻拍のリズムは一定のことがほとんどなので、心拍数のリズムも規則正しくなります。

心房粗動/心房頻拍の治療法は、心房細動と同様で、正常な洞調律の維持をめざすリズムコントロールと心拍数の調整で症状の改善をねらったレートコントロールがあります。カテーテル治療を選択する場合もあります。心房頻拍/心房粗動でも心房の中に血栓ができて脳梗塞をおこすリスクがありますから、血が固まらないように血をサラサラにしておく必要があることも心房細動と同じです。

3. 発作性上室性頻拍

これも心房に由来する不整脈であり、怖くない不整脈です。

正確には房室結節に由来する不整脈、ということになるのですが、心房由来の不整脈は房室結節を通り、心室には右脚・左脚を通って伝わるから、心房由来の不整脈は怖くない、という理屈を考えれば、房室結節に由来する不整脈も怖くないことがご理解いただけるかと思います。

若い方で、正常と思われる心臓におきることの多い不整脈で、突然生じ、突然停止して治ってしまうのが特徴です。発作時には心拍数が１５０〜２００回くらいになるため、動悸の症状が強いのですが、前述の心房細動のように脈がばらつくことはありません。心房と心室の興奮は１：１で脈は規則正しくなります。心房の収縮もある程度保たれるので、心房の中に血栓を作る心配もありません。

発作性上室性頻拍

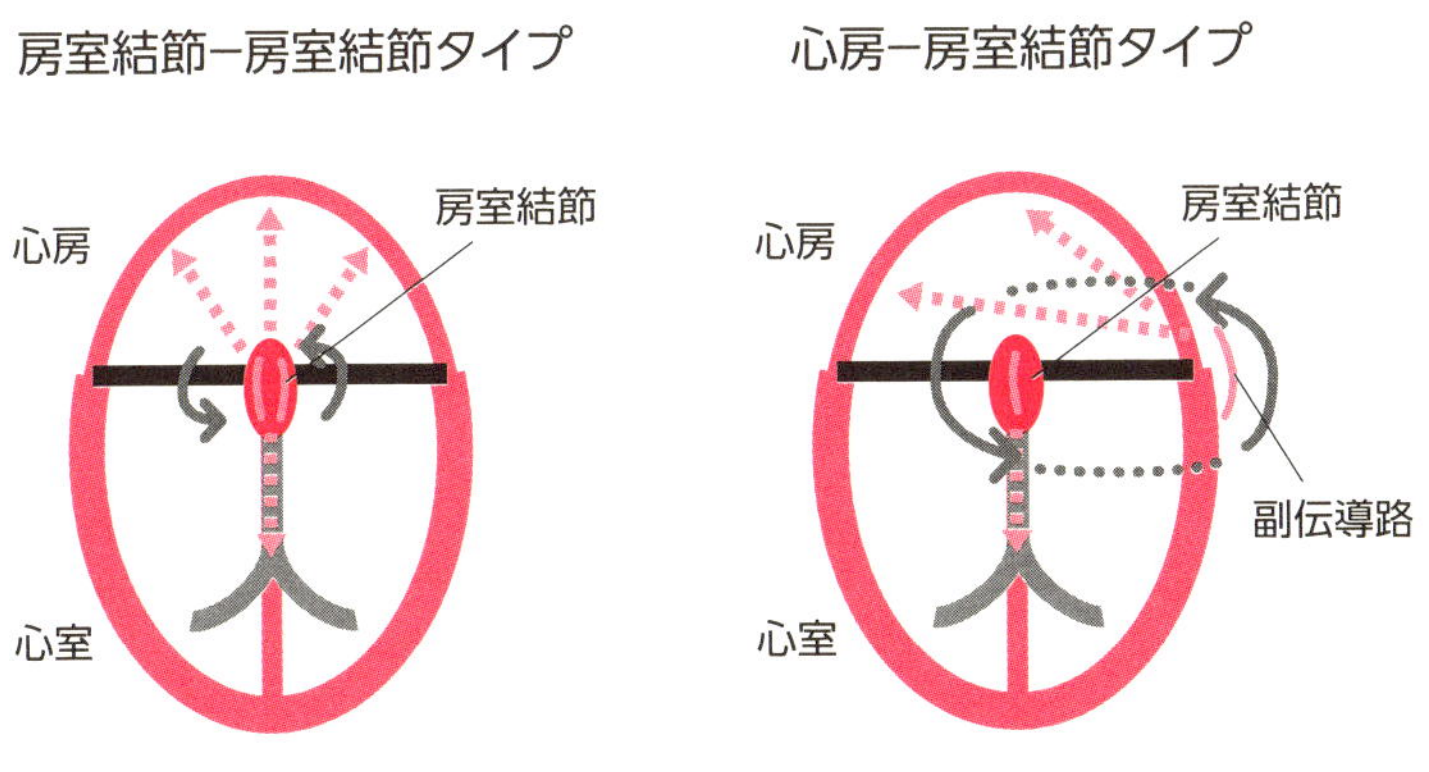

心房を含めて少し大きめの回路を電気がぐるぐるまわることで生じるタイプ（心房―房室結節タイプと呼ぶことにします）と、小さい房室結節の中で電気がぐるぐる回るタイプ（房室結節―房室結節タイプと呼ぶことにします）の２タイプがありますが、この２つを発作時の心電図で区別するのは心臓の専門家でも容易ではありません。治療に使う薬や対応も基本的に同じなので、よほどの専門家でなければ区別する必要がないかもしれません。

どちらのタイプも不整脈の回路に房室結節が含まれるため、房室結節をブロックする薬を使うのが一般的です。また、どちらのタイプもカテーテル治療の成功率が高いため、発作を繰り返す症例にはカテーテル治療が積極的に行われています。

心房―房室結節タイプは、心房と心室を電気的につなぐ電線（経路）が房室結節の他にも存在し、この余分な電線と房室結節を使って電気がぐるぐるまわるもの、房室結節―房室結節タイプは房室結節に電線が２本存在し、心室から心房へも電気を流すため、小さい房室結節の中で電気がぐるぐるまわります。どちらも生まれ持った余分な電線なのですが、心房―房室結節タイプは若いころから発症することが多く、房室結節―房室結節タイプは中年以降に発症しやすいのが特徴です。

心房―房室結節タイプの発作性上室性頻拍をおこす方の中に、心房と心室をつなぐ電線があることが、発作のおこっていない普段の心電図でわかっていることがあり、「ＷＰＷ症候群」と呼ばれます。心房と心室を電気的につなぐ電線があることが普段の心電図でわからない場合は、「潜在性ＷＰＷ症候群」と呼ばれます。発作性上室性頻拍は怖い不整脈ではないので、どちらであっても発作性上室性頻拍をおこすようになってから治療を考えるのが一般的です。ＷＰＷ症候群の場合は、心電図をとるたびに異常を指摘されると思います。

心室に由来する脈の速くなるタイプ

洞結節～心房・房室結節～心室という心房から伝わる指令とは無関係に、心室が勝手に興奮して頻脈になる不整脈です。

「心房興奮＜心室興奮」です。心室から興奮が始まりますので、心房に由来する不整脈とは異なり、電気が正常な道筋である右脚・左脚を通りません。メインポンプである心室の動きがいびつになるため、血圧が不安定になりやすく、失神や突然死の恐れがあります。それゆえ心室に由来する不整脈は怖いのです。

１．心室頻拍

心室が一分間に１５０～２００回、洞結節の指令とは無関係に勝手に興奮する不整脈です。

「心房興奮＜心室興奮」です。もっと遅い心室頻拍もあればもっと速い心室頻拍もありますが、だいたい一分間に１５０～２００回心室が興奮します。この興奮で血液が有効に送り出されれば心拍数＝脈拍数となり、即座に問題にはならないのですが、血液が有効に送り出せない場合が多く、「心拍数＞脈拍数」となって、頭に十分血液が送れなくなり、意識を失ってしまうことが珍しくありません。命に直結する恐ろしい不整脈です。

　心室に由来するので電気が正常な通り道を通らない、と書きましたが、心臓の興奮が直接目で見えるわけではありません。しかし、心電図をみると正常な通り道を通っているかどうかがわかります。心房・房室結節～心室へ正常な電気の通り道を通ると、心電図に現れる心室の波、ＱＲＳ波の形は幅がせまくすっきりした形になることを前述しましたが、心室から始まった場合はＱＲＳ波の形が幅広くだらっとした形になります。なお、多くの心室頻拍は心室の興奮を表す波が一定間隔で現れます。自然に停止することもあります。心室頻拍が30秒以上続いた場合を持続性心室頻拍、

心室頻拍 / 正常との違い

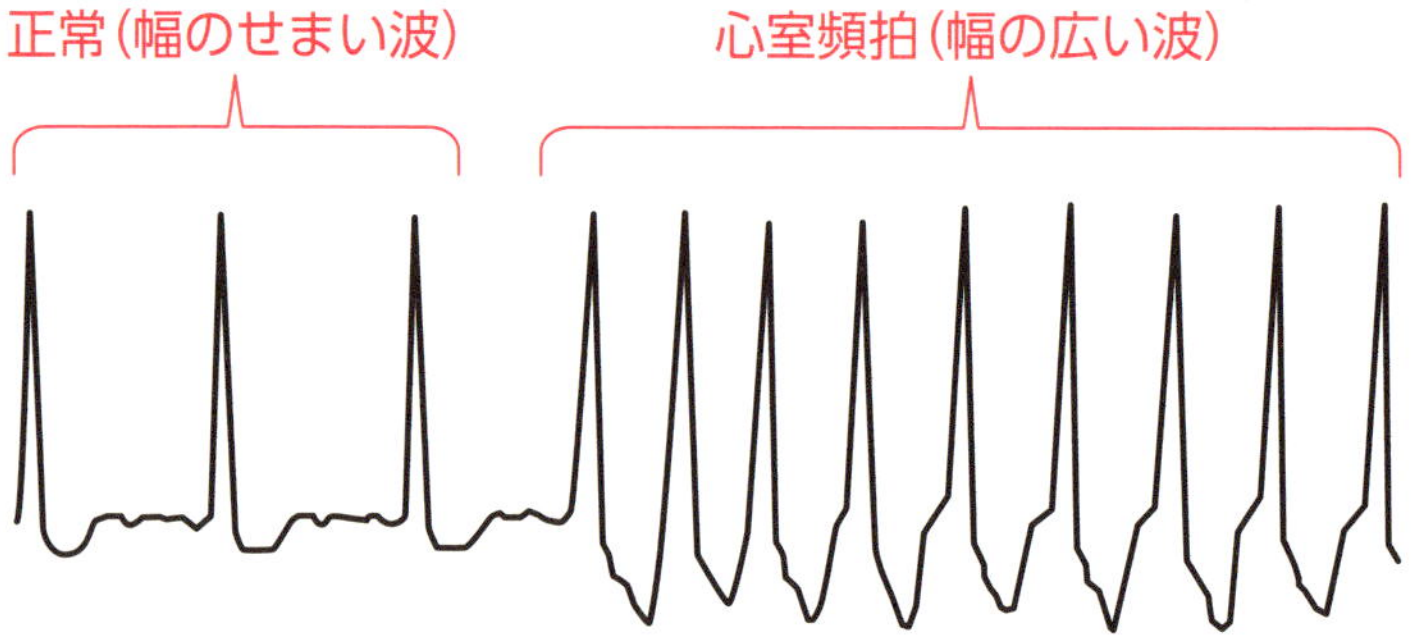

心室頻拍ではQRS波が幅広く、だらっとした形になっています。

すぐに自然に止まる場合を非持続性心室頻拍と呼びます。

原因となる心臓の病気がない、特発性心室頻拍というものもありますが、多くの場合は心臓の病気、例えば心筋梗塞を患った既往があってそれが原因で心室頻拍をおこす、といった二次性の心室頻拍がほとんどです。正常な動きの良い心臓に心室頻拍がおきることはまれですが、仮におこっても命を落とすことはまずありません。もともと１００点の心臓が心室頻拍で50点になっても何とかなる、そんなイメージです。

ところが心筋梗塞や心筋症でもともと動きが悪くなっている場合は要注意です。こうした心臓では心室頻拍が次項の心室細動に移行してしまう可能性が高まります。心室頻拍といっても、背景にある心臓の病気や心臓の状態によって、危険性も治療方針も変わってくるので、まずは心臓の検査を行って状態を評価することからはじめます。

心室頻拍は命にかかわる可能性のある怖い不整脈ですから、おこらないよう予防することを考えます。抗不整脈薬の中に、心室筋に効く薬がありますので、そういった薬を内服することで予防できないか検討します。心室頻拍の回路、もしくは源をカテーテルで焼いてしまう、カテーテル治療が選択される場合もあります。

抗不整脈薬もカテーテル治療も心室頻拍を予防するための治療法ですが、完全に予防するのは難しいことも多くあります。一度でもおこってしまうと、その心室頻拍が命取りになるかもしれませんから、特に危険性が高いと考えられる心室頻拍の場合には、おこってしまった場合の対策を考えておく必要があります。

心房細動の項で触れましたが、電気ショックは心臓の電気をリセットする、不整脈治療の最終兵器です。心室頻拍にも有効です。これならおきてしまった心室頻拍を止めることができますね。ところが、心室頻拍はいつおこるかわかりません。日中、誰かが見ている前で心室頻拍をおこして倒れたなら不幸中の幸いです。今では自動除細動器（ＡＥＤ）が普及していますので、すぐに誰かがＡＥＤをもってきてくれれば命が助かるかもしれません。しかし、夜中にひとりで寝ている間に心室頻拍がおこるかもしれません。そうなるとＡＥＤではお手上げですので、心室頻拍を常時見張っておいて、心室頻拍を自動的に認識して自動的に電気ショックをかけてくれる機械を体の中に入れておこう、これが植込み型除細動器（ＩＣＤ）です。心室頻拍がおこってしまったときの対策、それがＩＣＤなのです。

2. 心室細動

心室頻拍と同様、洞結節・心房の指令とは無関係に心室が勝手に興奮する不整脈です。「心房興奮＜心室興奮」です。前項の心室頻拍と心室細動との大きな違いは、心房細動と心房頻拍の違いと同じように、興奮の速さと興奮に一定のリズムがあるかどうかです。

心室頻拍には一定のリズムがあることが多いですが、心室細動は心室が無秩序に一分間に２００～５００回興奮するので、心室が痙攣した状態になり、血液を送り出すポンプの働きはできません。心電図では心室の興奮を示す波がみえますが、規則正しい一定のリズムはなく、波形もだらっとしています。ポンプとしての心臓の機能は失われており、「心拍数＞脈拍数」どころか、脈拍数はゼロで心停止の状態です。

心室細動は最も恐ろしい不整脈で、身構える間もなくばったり倒れてしまいます。ひとたびおこってしまうと自然に停止することは稀です。電気ショックが唯一心室細動を止める手段です。高円宮様がスカッシュをされている最中に突然死された原因といわれている不整脈です。

心臓に持病のない、健康な若い方におきる特発性心室細動というものもあるにはありますが、ごく稀です。多くの場合、心筋症や心筋梗塞の既往など何らかの心臓の病気が背景にありますので、過去に心電図などで異常を指摘されていることがほとんどです。心臓に異常があるとわかっていれば、危険性の高い心室頻拍と同じようにＩＣＤを植込んでおくことで心室細動への備えができますが、全く心臓に異常を指摘されたことのない方で、ご家族にも心臓病の方がいらっしゃら

心室細動の心電図例

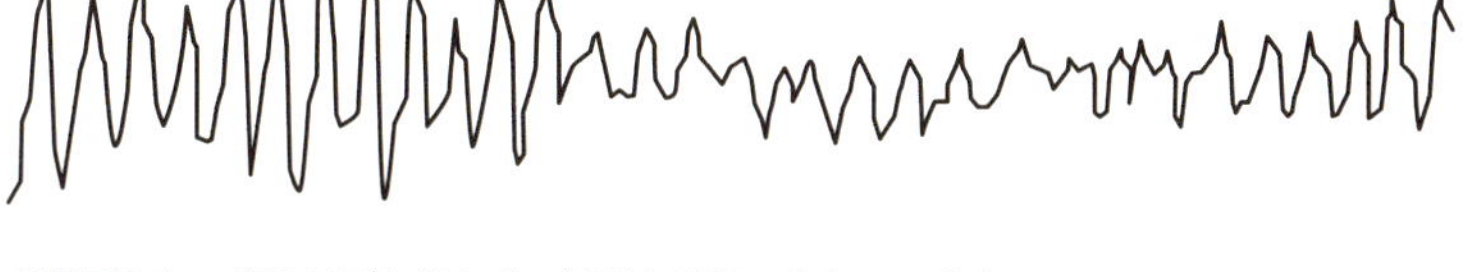

規則正しい一定のリズムはなく、波形もだらっとしています。

ず、突然心室細動を発症されてしまった場合は、突然死を防ぐことは現時点ではきわめて困難です。

心室頻拍同様、心室細動をおこさないための抗不整脈薬も使いますし、心室細動のきっかけになる心室期外収縮（後述）をみつけて、その期外収縮の源をカテーテルで焼いてしまうカテーテル治療も行われつつありますが、心室細動を完全に予防するには至っていません。抗不整脈薬もしかりです。ですので、心室細動を過去におこしたことがある方、もしくは心室細動をおこす可能性が高いと判断された場合は、ＩＣＤを植込んでおいて突然死を予防するようにしています。

コラム

ブルガダ症候群って何？

ブルガダ症候群（Ｂｒｕｇａｄａ症候群）は１９９２年、スペインのブルガダ医師が「形や動きは正常な心臓なのに、特徴的な心電図を呈し、心室細動による突然死をきたす疾患」と報告したのに始まる疾患です。実は欧米よりアジア諸国で頻度が高いといわれ、日本にも少なくありません。「ぽっくり病」といわれていた突然死の中にこのブルガダ症候群が含まれている、と考えられています。

夜間睡眠中に心室細動を発症し突然死することが多く、ほとんどが男性です。イオンの流れを制御している遺伝子の異常によると考えられていますが、遺伝子異常が判明しているのは一部のみです。家族性にみられることがあるため、突然死の家族歴がある場合は要注意です。

心室細動をおこさない限りは正常な心臓ですので、運動もバリバリ行っていて健康診断の心電図ではじめて指摘されるという方が少なくありません。心室細動をおこしたけれど幸い命が助かった方の治療はＩＣＤ植込みとなりますが、心室細動をおこしたことがない、心電図でブルガダ症候群が疑われた方にどこまで予防的にＩＣＤを植込むべきなのか、については、課題として残っています。

ブルガダ症候群での心電図例

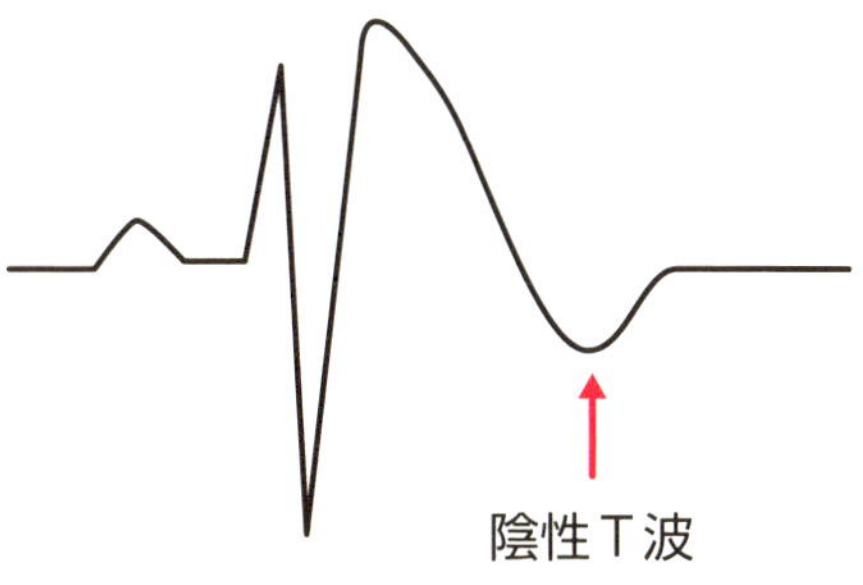

通常では見られない波形となっています。

●脈が遅くなるタイプ

正常な心臓の電気の流れを14ページで解説しましたが、お示しした電気の流れのどこかに異常があると脈が遅くなってしまいます。天然のペースメーカーの働きをしている「洞結節」に由来するものと、心房と心室を電気的につないでいる「房室結節」に由来するものがほとんどですが、しばしば健診で指摘される「期外収縮」でも脈が遅くなる場合があります。

期外収縮

期外収縮は予想されたタイミングより早期に心臓が興奮する不整脈であり、心電図でみると心臓は興奮しているのですが、期外収縮のタイミングによっては心臓が空打ちする状態になり、脈として触れないことがあります。

「心拍数＞脈拍数」です。49ページで脈が速くなる不整脈を心房由来と心室由来に分けて考えたように、期外収縮も起源により「心房期外収縮」と「心室期外収縮」に分けられます。この2つは心電図で見分けることができます。心房期外収縮では房室結節以下は右脚・左脚の正常な電気の通り道を通るので、心室の興奮を示すＱＲＳ波は幅のせまい正常な心電図の波形と同じですが、心室期外収縮は心室の興奮パターンが違ってしまうので幅の広いＱＲＳ波となることで見分けることができます。

頻脈のところで説明したように、「心房由来のものは怖くない、心室由来のものは注意が必要」というのは期外収縮にもあてはまります。期外収縮を指摘された場合、心臓の動きや大きさに異常がないかどうかを心エコーで確認して、一日に何発くらい期外収縮がでているのか、どんな時間帯に多いのかなどをホルター心電図で確認します。なかには、期外収縮が頻発することがあります。正常の心拍と期外収縮が交互に現れる場合を二段脈、三心拍に一回期外収縮が現れる場合を三段脈と呼びます。心室期外収縮が3連発以上続くときは前述の心室頻拍として扱います。

多くの期外収縮は危険性の少ないものですが、あまり数が多すぎると、期外収縮が原因で心機能が低下することがありますので、治療が必要かどうかは症例により異なります。

心室期外収縮の心電図例

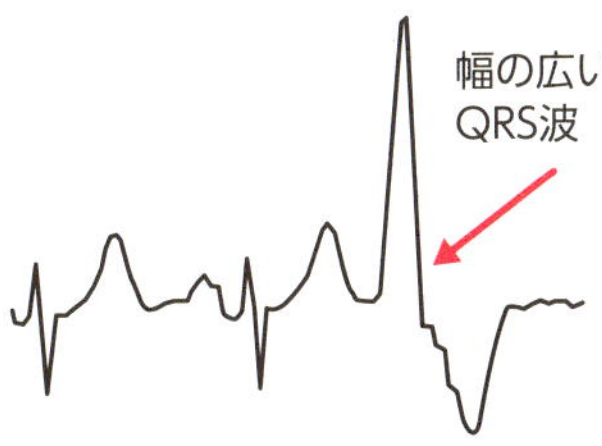

3拍目が心室期外収縮。前の2つが正常な洞調律ですが、この2つの間隔に比べて、2拍目と3拍目の間隔が狭いですね。幅の広いQRS波（矢印）となっていることから心室期外収縮とわかります。

心房期外収縮の心電図例

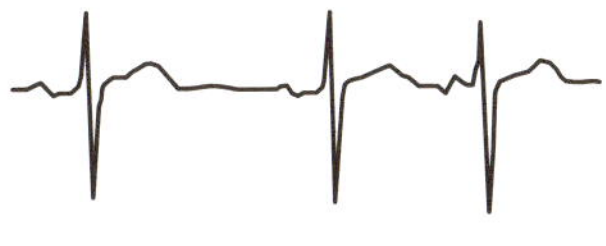

3拍目が心房期外収縮。前の2つが正常な洞調律ですが、この2つの間隔に比べて、2拍目と3拍目の間隔が狭いですね。QRS波は幅のせまい正常な心電図の波形と同じなので心房期外収縮とわかります。

心房期外収縮はまず怖いものはありませんが、症状の強い場合や数が多い場合は薬を処方することがあります。心房期外収縮のためだけにカテーテル治療を行うことは稀です。

心室期外収縮も期外収縮の数、症状の強さなどにより治療方針が変わってきます。特に、心臓に何か病気があって、心臓の動きが悪くなっている場合は注意が必要です。心室頻拍と同じですね。抗不整脈薬を使ったり、心室期外収縮の数や波形によってはカテーテルで治療する場合もあります。

正常の心拍と期外収縮が交互に現れる二段脈

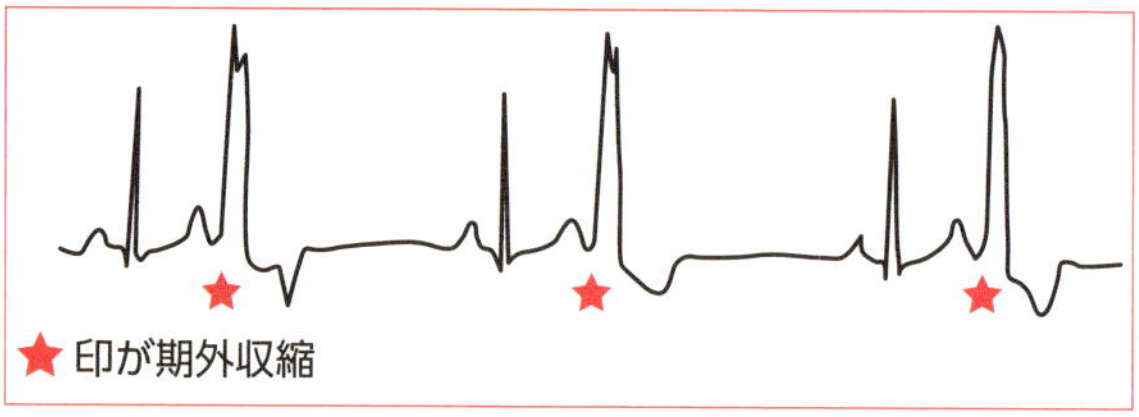

三心拍に一回期外収縮が現れる三段脈

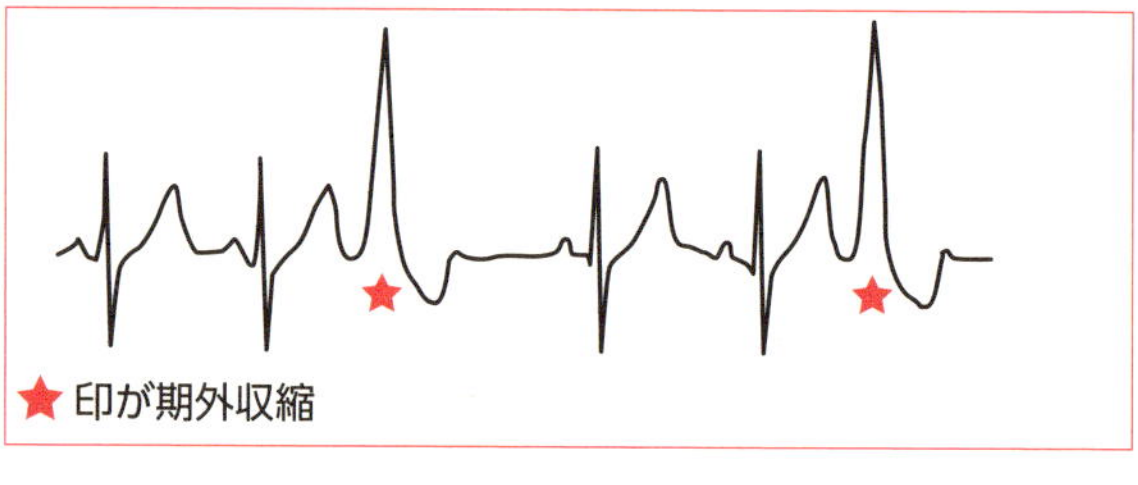

「洞結節」が原因で脈が遅くなる不整脈

洞不全症候群

脈が遅くなる不整脈の代表格です。洞結節が正常に働かなくなる病気です。

洞結節はペースメーカーの働きをしている電気指令の司令塔ですから、ここからの指令がなければ始まりません。1分間に30～40回しか指令がでなくなる「ゆっくり安定型」もあれば、突然指令がとんでしまう「気まぐれ型」もあります（下図）。しばらく休んでしまうといざというときの1発目がでない「ぼさっと型」もあります。心房細動の間は抑制されて休んでいた洞結節が、心房細動が止まったあとすぐに動き出さない状態が「ぼさっと型」にあたります。

洞不全症候群は高齢の方に多い病気ですが、若い方におきることもあります。「気まぐれ型」や「ぼさっと型」の洞不全症候群は、常に心電図で異常がわかるものではないので、ホルター心電図などでみつかることが多い病気です。

原因は不明なことが多く、治療法は基本的にはペースメーカーです。右心房に電線をいれてペースメーカーで心房を刺激し、洞結節の代わりに司令塔の働きをしてやれば、あとは心臓全体に電気が伝わるのです。

失神したりふらついたりする症状があれば迷わずペースメーカーに決まりですが、注意点として、飲んでいる薬が洞結節の働きを悪くしていることがあります。洞結節の働きに影響する薬を

洞不全症候群の心電図例

突然指令がとんでしまう「気まぐれ型」

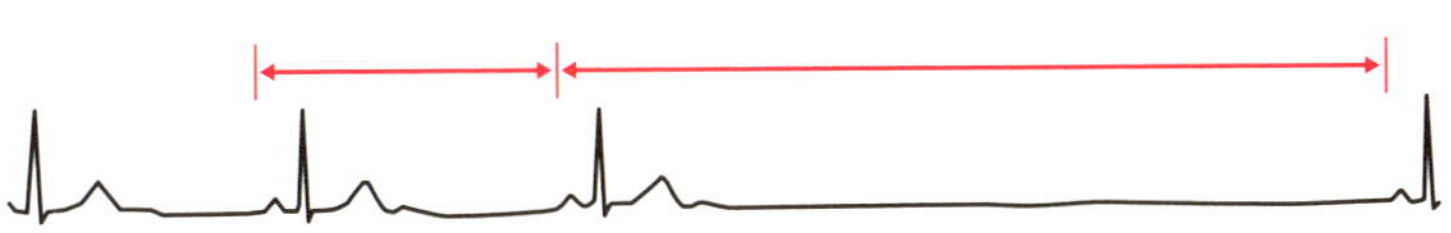

飲んでいる場合は、まずその薬を中止してみて、それでも失神したりふらついたりが続く場合には、やはりペースメーカーが必要です。

コラム

洞不全症候群が薬で治った⁉

洞不全症候群と診断したとき、症状は軽くて超高齢といった場合など、できることならペースメーカーを避けたいときがあります。

こんなとき、苦肉の策として薬を使うこともありますが、効果が安定しないので保険適応として認められた方法ではありません。あくまでやむを得ないときの選択肢です。失神するような重度の症状がある場合はペースメーカーが唯一の治療法です。そのやむを得ないときの薬ですが、シロスタゾールという薬です。

この薬は血小板という、血液が固まるために重要な働きをする血液成分の働きを抑える薬で、慢性動脈閉塞症や脳梗塞発症後など、血液が固まってほしくない病態で使用される薬です。

心臓の電気の指令とは関係なさそうな薬ですが、実はこの薬の副作用として脈拍数増加が知られています。この副作用を逆手にとって、脈の遅くなる洞不全症候群に使ってやろうというわけですが、本来期待している薬の作用ではないので、効果が不安定なのも納得いただけたでしょうか。

房室結節が原因で脈が遅くなる不整脈

1. 房室ブロック

心臓の電気の流れを説明した際に、心房と心室は基本的には絶縁されているが、真ん中の「房室結節」だけはゆっくり電気を流す、と説明しましたが、この房室結節は切れてしまうことがあり、正常のように電気を通さなくなった状態が房室ブロックです。

もともとゆっくりと電気を通すところですが、さらに電気をゆっくりと通す、時間がかかるけれどもかろうじて電気を通す状態が「1度房室ブロック」、全く電気を通さない状態が「3度房室ブロック」です。ときどき通るけれどもときどき通らない状態が「2度房室ブロック」です。

洞不全症候群と同じように、高齢者に多い病気ですが、若い方におこることもあり、はっきりした原因がなくおこることが多い病気です。

原因のはっきりしている場合もあります。ひとつは心臓の手術やカテーテル治療を受けて、房室結節の周辺を触った場合です。物理的な損傷による房室ブロックです。心臓の手術をして房室結節に影響が及ぶのは理解しやすいと思いますが、カテーテル治療でもおこり得ます。

　最近では、大動脈弁狭窄症がＴＡＶＩ（タビ）と呼ばれるカテーテル治療で治せるようになるなど、より低侵襲の治療法が注目されていますが、ＴＡＶＩの合併症のひとつに房室ブロックがあります。大動脈弁の位置で風船をふくらませ、狭い弁を広げてやるのですが、大動脈弁と房室結節の位置が近いため、房室

1度房室ブロック

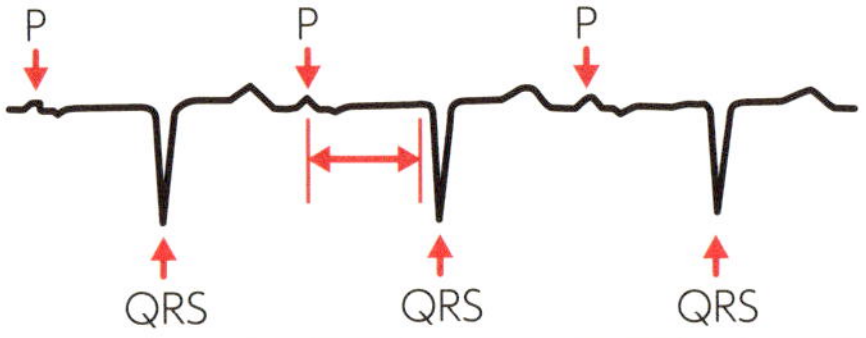

P波とQRS波の間隔は広がっていますが、その関係は1対1です。

2度房室ブロック

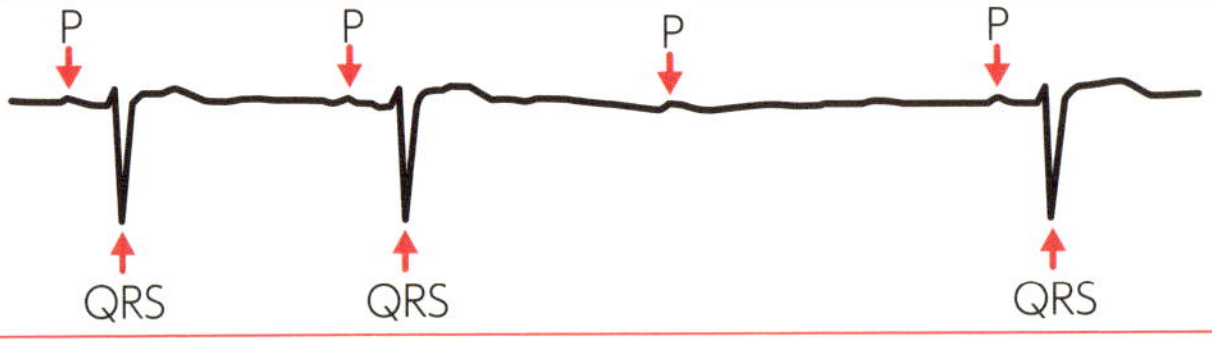

ときどきP波のあとのQRS波が抜け落ちています。

3度房室ブロック

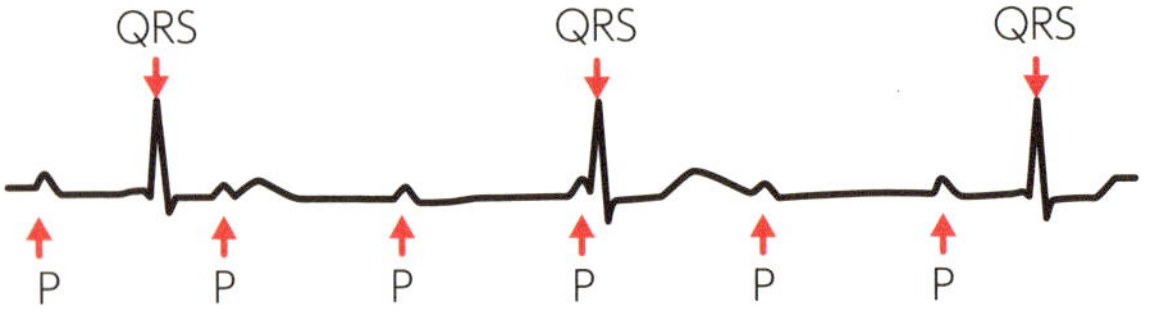

P波の間隔とQRS波の間隔に関連はありません。

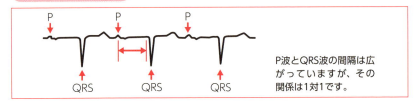

結節に影響して切れてしまうのです。

また、治療のひとつとして、カテーテルで故意に房室ブロックを作ることもあります。前述の心房細動は痙攣した心房の興奮が房室結節を伝わって頻脈になりますから、どうしても薬では症状がとれない場合、カテーテルで房室結節に熱を加えてやり、房室ブロックを作るのです。

話がそれてしまいましたが、房室ブロックの原因として、薬が影響している可能性は常に頭においておかなければなりません。特に、最近飲みはじめた薬があって、この薬が房室結節に影響する場合は薬が疑わしいので、数日薬をやめてみて房室ブロックが改善しないか様子をみます。また、高カリウム血症が原因のこともあります。腎不全の患者さんがおこしやすい電解質異常です。この場合はまず血中のカリウム濃度を下げてみて、房室ブロックが改善しないかをみます。

その他の原因として、珍しいものですが、心サルコイドーシスという心筋症のひとつが原因のこともあります。サルコイドーシスは、全身のさまざまな臓器に炎症がおき、ついには正常な組織が病的な組織の塊に置き換わってしまう病気で、心臓に炎症が現れたものが心サルコイドーシスです。肺に生じたものが肺サルコイドーシス、目に生じたものは眼サルコイドーシスと呼ばれます。複数の臓器に生じる場合と単一の臓器にだけ生じる場合があります。

このサルコイドーシスが心臓に生じる場合、房室結節の近くに病変をつくることが多く、房室ブロックを発症することがあるのです。早期に炎症を抑えることができれば一過性のこともありますが、多くの場合、房室ブロックは不可逆です。

このように原因はさまざまですが、房室ブロックを発症すると洞結節からの電気指令が届きませんので、脈がとんでしまい、失神したり、脈が遅いことから軽い運動でも息切れがしたり、心不全を発症したりします。途切れてしまった房室結節を復活させる薬はありません。明らかな原因がない限り、房室ブロックが改善することは稀なので、2度~3度の重症な房室ブロックに対してはペースメーカーが必要になります。心房から心室に電気が伝わるように、多くの場合、右心房と右心室にそれぞれペースメーカーの電線をいれておき、洞結節の指令を心房の電線でうけとり、心室の電線に刺激を伝える役目をしてもらいます。

ペースメーカーは体に植え込んでしまうものですから、治療は手術になります。大きな手術ではありませんが、それなりの準備が必要です。

しかし、房室ブロックや前述の洞不全症候群はいつおこるかわかりません。夜中におこるかもしれないのです。失神を繰り返す場合など、どうしても緊急でペースメーカーが必要だけれど、植込みの手術が間に合わない場合や、一時的な原因が疑わしいから手術まで少し様子をみたいときには、カテーテルで一時しのぎをすることがあります。簡易の電線（カテーテル）を右心室に1本いれておき、心臓のメインポンプである心室が止まってしまわないよう刺激するのです。刺激をする本体は体に植込むのではなく、体外においておくものなので、電線を抜いてしまえば何もなかった状態になる、一時的なペースメーカーです。

コラム

房室ブロックになると心臓がとまる!?

3度の房室ブロックを発症すると、洞結節からの電気指令が心室に届きません。心室に電気が流れることで心室が収縮し血液が押し出され、脈として触れるのですから、房室ブロックになると心臓はとまってしまうのでしょうか。答えは、房室ブロックで心臓がとまってしまうことはめったにない、です。

普段心臓は洞結節の指令で1分間に70回というように動いていますが、じつは心室にも指令をだす細胞があります。ただ、この指令は1分間に30回というように遅いので、普段は洞結節の指令に支配され、心室の司令塔は抑制されてお休みしています。房室ブロックになると、洞結節の指令が心室に届かないので、この心室の司令塔が働きはじめます。ですから、ゆっくりではありますが心臓は動くのが普通です。

しかし、心室の司令塔をもっていない方もいます。そんな方が房室ブロックをおこすと、心臓がとまってしまうことになります。また、普段は洞結節の指令に抑制されていて、長らくお休みしている心室の司令塔ですから、いざ房室ブロックがおきてもすぐに働き始めるとは限りません。心室の司令塔が働き始めるのに時間のかかる方が房室ブロックをおこすと失神することになります。働き始めるまでの数秒間は心停止するからです。しかし、バックアップとして心室にも司令塔があるなんて、人間の心臓はよくできていますね。

2. 徐脈性心房細動

心房細動の項で解説したように、心房細動がおこっている間は心房が異常に速く興奮し、その電気指令が房室結節を通って心室に伝わってくるので、頻脈になるのがふつうです。脈は一定のリズムがなくバラバラです。前述のように、どうしても薬では頻脈がコントロールできない場合、治療のひとつとして、カテーテルで故意に房室ブロックを作ることもあるくらいです。ところが、心房細動のため脈はバラバラなのに、房室結節の伝導が悪く、薬も使っていないのに脈が遅い方が中にいます。脈が遅いのも程度しだいで、遅すぎれば数秒間脈がとんでしまってふらっとしたり、場合によっては失神したりします。その数秒間は心停止しているのです。このような病態を徐脈性心房細動と呼んでいます。

心房細動は慢性化した心房細動のことがほとんどです。房室ブロックと同じく、原因・誘因はわからないことが多いのですが、房室ブロックと同じような原因の探索を行います。失神や眼前暗黒感などの症状を伴い、取り除ける原因がない場合は、ペースメーカーで治療をします。

徐脈性心房細動では、夜間就寝中に特に脈が遅くなります。日中の活動中に脈が5秒とんでしまうと眼前暗黒感など自覚症状を伴うことが多いのですが、就寝中は脈が5秒ほどとんでしまっても症状はないことがほとんどです。就寝中に何秒心臓が止まれば、自覚症状がなくてもペースメーカーが必要、という基準はありませんが、あまり長い間心臓が止まるのは気味が悪いですから、私は就寝中でたとえ自覚症状がなくても10秒以上の心停止がみつかれば、ペースメーカーをお勧めするようにしています。

　心房細動の間は、心房がバラバラに興奮して痙攣しており、常にどこかの心房の細胞が興奮している状態ですから、心房に電気を送ることはできません。このため、右心室にだけ電線をいれて、必要なときに心室だけ刺激するペースメーカーを用いるのが一般的です。

徐脈性心房細動

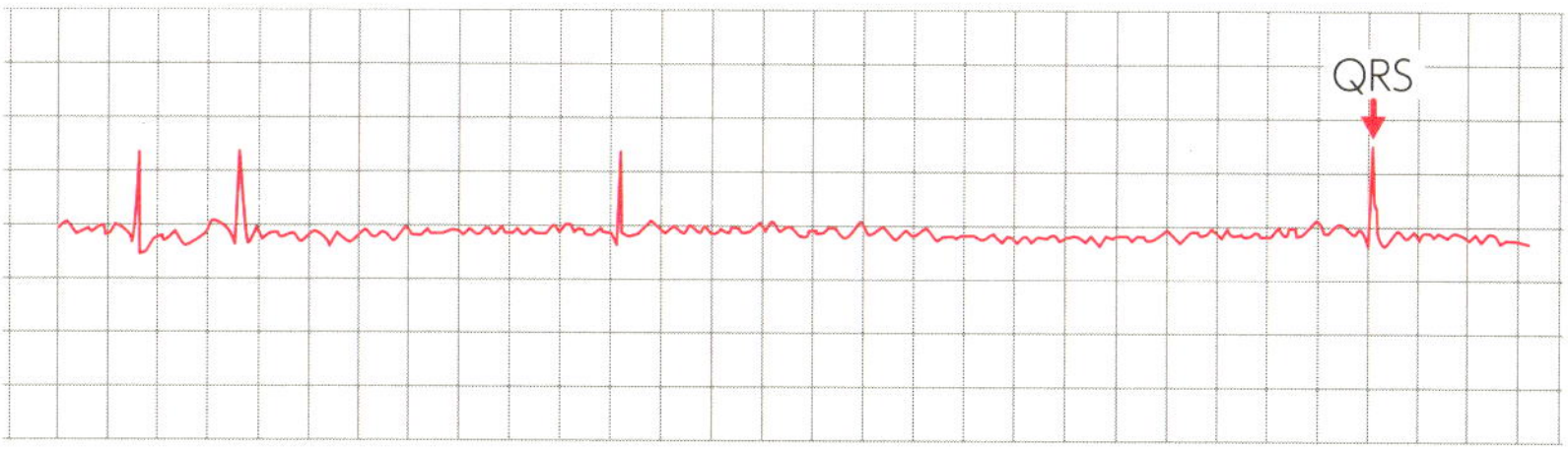

心房の興奮を示すP波が不明瞭で常に波打っているようです。QRS波の間隔がバラバラです。51ページの心房細動はQRS波の間隔がつまっていて頻脈でしたが、この心電図の2拍目と3拍目、3拍目と4拍目は間隔があいていて徐脈になっています。

第3章

不整脈のいろいろな治療法

●不整脈の治療は大きく2つに分けられる

不整脈の治療は大きくふたつ、薬による薬物療法と薬以外の非薬物療法に分けられます。薬物療法は古くから行われてきた不整脈治療の中心ですが、不整脈の原因を薬で抑えているのですから、たとえ効果があっても薬を飲むのを止めたら効果はなくなってしまいます。生涯にわたって飲み続ける必要があります。

非薬物療法にはカテーテルによる治療もあれば、ペースメーカーや植込み型除細動器（ＩＣＤ）と呼ばれる機械を体内に植え込むものもあります。機械を植え込むというとたいそうな治療に思われるかもしれませんが、薬で脈を減らすことはできても増やすことは容易ではないのです。ペースメーカーなどの小型化もすすんでいます。機械で脈を作るのは心臓に電気を送ればいいのがわかっていますし、数秒心臓が止まってしまえば失神するわけですから、効果の不確実な薬を試みるよりも、確実な機械で治療しようとなるのは当然です。

もうひとつの非薬物療法であるカテーテル治療は比較的新しい治療です。30年前にはまだ珍しかった治療が全国に広まり、使用する道具も進歩を続けています。カテーテルで不整脈が根治できれば薬を生涯飲み続けるという必要がなくなります。

治療法の選択は年齢や生活環境など、個々の患者さんの状況に応じて決定されるものです。ここに代表的な不整脈治療を挙げますので、参考にしてみてください。

不整脈の薬物療法

心臓の不調を整える抗不整脈薬

不整脈に用いる薬はたくさんありますが、どこを標的にした薬なのか、どんな目的で使用するのか知っておくことが重要です。

薬の標的は大きく分けてふたつです。Ⓐ心房または心室の筋肉と、Ⓑ房室結節です。第2章の心房細動の項で、リズムコントロールとレートコントロールの話をしましたが、心房細動そのものを抑えてやろうというリズムコントロールの薬の多くはⒶ、心房細動はそのままにして心拍数を抑えてやろうというレートコントロールの薬がⒷにあたります。

主な抗不整脈薬

一般名	代表的な商品名
シベンゾリンコハク酸塩	シベノール
リドカイン塩酸塩	キシロカイン、オリベス
アプリンジン塩酸塩	アスペノン
ピルシカイニド塩酸塩水和物	サンリズム
ビソプロロールフマル酸塩	メインテート
プロプラノロール塩酸塩	インデラル
ナドロール	ナディック
カルテオロール塩酸塩	ミケラン
アミオダロン塩酸塩	アンカロン
ベラパミル塩酸塩	ワソラン
ベプリジル塩酸塩水和物	ベプリコール
ジゴキシン	ジコキシン、ジゴシン

心房／心室の筋肉、房室結節いずれも神経の調節をうけていますので、神経に影響する薬はⒶとⒷ両方の作用をもつことになります。不整脈を抑える薬に共通の副作用として、逆に不整脈をおこしやすくする（誘発する）ことがあります。とくに新しく使い始めたときは、効果だけではなく副作用にも注意する必要があります。

それではひとつずつみてゆきましょう。代表的な不整脈の薬を83ページに挙げました。薬の名前は本文では一般名（商品名）で記載しています。できるだけ普遍的な内容を記載しましたが、個人的な考えを一部含んでいますので、違う意見があるかもしれません。不整脈に使用する薬はここに挙げた薬がすべてではありませんので、処方してもらった薬の作用が分からないときは、どんな薬なのか医師に尋ねてみてください。

また、不整脈の薬には似たような薬がたくさんあり、どの薬を選択するかは医師の裁量です。肝臓で処理される薬だからこれを使おうというような明確な理由がある場合もあれば、同じような薬だから慣れた薬を使おうという場合もあると思います。薬のことで分からないことがあったら、医師に尋ねてみるのが確実です。

1　シベンゾリンコハク酸塩（シベノール）

心房筋・心室筋の双方に作用するⒶの薬になります。ナトリウムというイオンの流れを遮断する薬です。心房細動、心房頻拍／心房粗動、心室頻拍、心房期外収縮、心室期外収縮など幅広い不整脈に有効です。心房―房室結節タイプの発作性上室性頻拍の患者さんがもっている心房と心室をつなぐ余分な電線は、心房筋と同じような性質をもっているので、これにも有効です。

心臓の動きを悪くする副作用があるので、もともと心機能が低下している患者さんには慎重に投与する必要があります。心房細動にこれを単独で使うと心拍数が上昇する副作用があるので、心拍数が速くなりすぎる場合は房室結節を抑えるⒷの薬を併用する必要があります。

類似薬：プロカインアミド塩酸塩（アミサリン）、ジソピラミド（リスモダン）、キニジン硫酸塩水和物（キニジン硫酸塩）、ピルメノール塩酸塩水和物（ピメノール）

2　リドカイン塩酸塩（キシロカイン、オリベス）

リドカインに内服薬はなく、注射薬です。類似薬のメキシレチンには内服薬があります。シベンゾリンコハク酸塩と同様、ナトリウムというイオンの流れを遮断するⒶの薬ですが、心室筋にだけ効果があります。

ですから、心室頻拍、心室期外収縮などに有効です。心臓の動きを悪くする副作用は少ないという特徴があります。キシロカインは手術や歯科治療の際に局所麻酔薬としてもよく用いられます。過量になると、しびれなどの副作用が生じます。

類似薬：メキシレチン塩酸塩（メキシチール）

3　アプリンジン塩酸塩（アスペノン）

リドカイン塩酸塩と同類のⒶの薬なのですが、例外的に心房筋・心室筋の双方に効きます。心房細動、心房頻拍／心房粗動、心室頻拍、心房期外収縮、心室期外収縮などに有効で、守備範囲は1のシベンゾリンコハク酸塩に近くなりますが、効果は穏やかです。心臓の動きを悪くする副作用は、シベンゾリンコハク酸塩より少ないとされます。

4　ピルシカイニド塩酸塩水和物（サンリズム）

シベンゾリンコハク酸塩と同じくⒶの薬で、心房筋・心室筋の双方に作用する薬です。ナトリウムというイオンの流れを遮断する薬で、心房細動、心房頻拍／心房粗動、心室頻拍、心房期外収縮、心室期外収縮などに有効で、1の薬と同じじゃないかといわれるかもしれませんが、こちらの方が効果の強い薬です。類似薬（フレカイニド酢酸塩）を心筋梗塞後の不整脈に使うと逆に死亡率が上昇したという研究結果があり、心筋梗塞後の患者さんには使用しません。効果が強い分、心臓の動きを悪くする副作用も強いので、心機能の低下している患者さんには使いにくい薬です。

類似薬：プロパフェノン塩酸塩（プロノン）、フレカイニド酢酸塩（タンボコール）

5　ビソプロロールフマル酸塩（メインテート）

神経に作用して心房筋／心室筋、房室結節いずれにも効果がある薬で、Ⓐ とⒷ をあわせもっています。β（ベータ）遮断薬という種類の薬です。

心房細動、心房頻拍／心房粗動、心室頻拍、心房期外収縮、心室期外収縮の予防にもなりますし、房室結節を抑えて心拍数を下げる効果もあります。β遮断薬は、リズムコントロールとレートコントロール両方に効果があるのです。洞結節の働きも抑えて、緊張したり運動したときの心拍数の上昇を和らげる効果があります。甲状腺ホルモンが多くなりすぎて洞結節や房室結節が活性化して頻脈になっている場合にも、これらを抑えてくれますので、甲状腺を治療して正常に戻るまではβ遮断薬を用います。

β遮断薬は心臓を休める方向に働き、心不全の薬としても用いられますが、急にたくさんのβ遮断薬を内服すると逆に心不全をおこすリスクがあります。心機能をみながら導入します。また、気管支ぜんそくを悪化させますので、気管支ぜんそくのある患者さんには用いることができません。

類似薬：アテノロール（テノーミン）、メトプロロール酒石酸塩（ロプレソール、セロケン）

6　プロプラノロール塩酸塩（インデラル）

ビソプロロールフマル酸塩と同じβ遮断薬ですが、初期のβ遮断薬で歴史のある薬です。

持続時間も短く、あまり使われることはなくなっていますが、遺伝性の不整脈の病気でQT延長症候群というものがあり、この病気には今でも好んで使用されます。効果が実証されてきた歴史や、小児科の患者さんに使用経験が多いなどの理由があると思われます。

7 ナドロール（ナディック）

プロプラノロール塩酸塩の類似薬ですが、持続時間が長く、一日一回の内服でよいため、薬の飲み忘れによる不整脈発生の予防に有用です。

8 カルテオロール塩酸塩（ミケラン）

ビソプロロールフマル酸塩と同じβ遮断薬ですが、不整脈に対する効果が弱いので、不整脈を抑えるために用いられることは少ないと思われます。

類似薬：ピンドロール（カルビスケン）

9 アミオダロン塩酸塩（アンカロン）

難治性の不整脈に用いられる最強の抗不整脈薬です。

カリウムというイオンの流れを遮断する効果が中心の薬ですが、ナトリウムを遮断する作用もあります。心房筋／心室筋に作用するⒶの薬です。効果が強いのに心臓の動きを悪くする副作用は少ないので、この点ではシベンゾリンコハク酸塩やピルシカイニド塩酸塩水和物よりも使いやすいのですが、怖い副作用もあるため、命に関わらない心房の不整脈に用いるのは特殊な場合だけです。

よく知られた副作用に間質性肺炎という特殊な肺炎があり、ひとたびこれを発症すると命取りになりかねません。ですから原則として、心室頻拍や心室細動といった重篤な不整脈の予防に用いられます。間質性肺炎はアミオダロン特有の副作用で、類似薬のソタロールにはありません。ソタロールはβ遮断薬の作用を強くあわせもった抗不整脈薬です。アミオダロン、ソタロールは不整脈を誘発する副作用にとくに注意が必要です。

類似薬：ソタロール塩酸塩（ソタコール）

10　ベラパミル塩酸塩（ワソラン）

房室結節に作用するⒷの薬です。カルシウムというイオンの流れを遮断する薬です。発作性上室性頻拍は房室結節に由来する不整脈でしたよね。発作性上室性頻拍の停止、予防に効果があります。

また、緩衝材としての房室結節の効果を強めるので、心房細動や心房頻拍／心房粗動のレートコントロールによく用いられます。なお、心室頻拍の中に、ベラパミルが有効なものがあり、そのような心室頻拍の停止／予防に用いられることもあります。

類似薬：ジルチアゼム塩酸塩（ヘルベッサー）

11　ベプリジル塩酸塩水和物（ベプリコール）

ベラパミル塩酸塩と同じようにカルシウムというイオンの流れを遮断する薬ですが、Ⓑの働きは弱く、レートコントロールには用いられません。ナトリウムやカリウムのイオンの流れを遮断する作用もあり、心房筋／心室筋に作用するⒶの効果を期待して使われる複雑な薬です。難治性の心房細動や心室頻拍に使用します。不整脈を誘発する副作用にとくに注意が必要です。

12　ジゴキシン（ジコキシン、ジゴシン）

房室結節に作用するⒷの薬です。ジギタリスという名前は心臓の薬として有名なので耳にしたことがあるのではないでしょうか。そのジギタリスの一種です。緩衝材としての房室結節の効果を強めることで、心房細動や心房頻拍／心房粗動のレートコントロールに用いられてきましたが、ジゴキシンは過量になると不整脈をおこすなど注意点が多く、血中濃度のモニタリングが必要な点など煩雑なので、心房細動などのレートコントロールの目的で使用することは少なくなっています。

類似薬：メチルジゴキシン（ラニラピッド）

血のかたまりを防ぐ抗血栓薬

心房細動になると心房の中で血液がよどんで血栓ができ、それがとんでゆくと脳梗塞をおこすので、血栓を作らないように予防する必要があると前述しましたが、その予防法のいろいろです。

血栓を作るメカニズムとして、血小板という血液成分と血液中の凝固因子という物質が主に関与します。どちらをブロックしても血栓を作りにくくするので、これらをブロックする薬は抗血栓薬と呼ばれています。

とくに血小板をターゲットにしたのが抗血小板薬、凝固因子をターゲットにしたのが抗凝固薬と呼ばれます。抗

主な抗血栓薬

一般名	代表的な商品名
アスピリン	バイアスピリン
ワルファリンカリウム	ワーファリン、ワルファリンK
エドキサバントシル酸塩水和物	リクシアナ

血栓を作るメカニズム

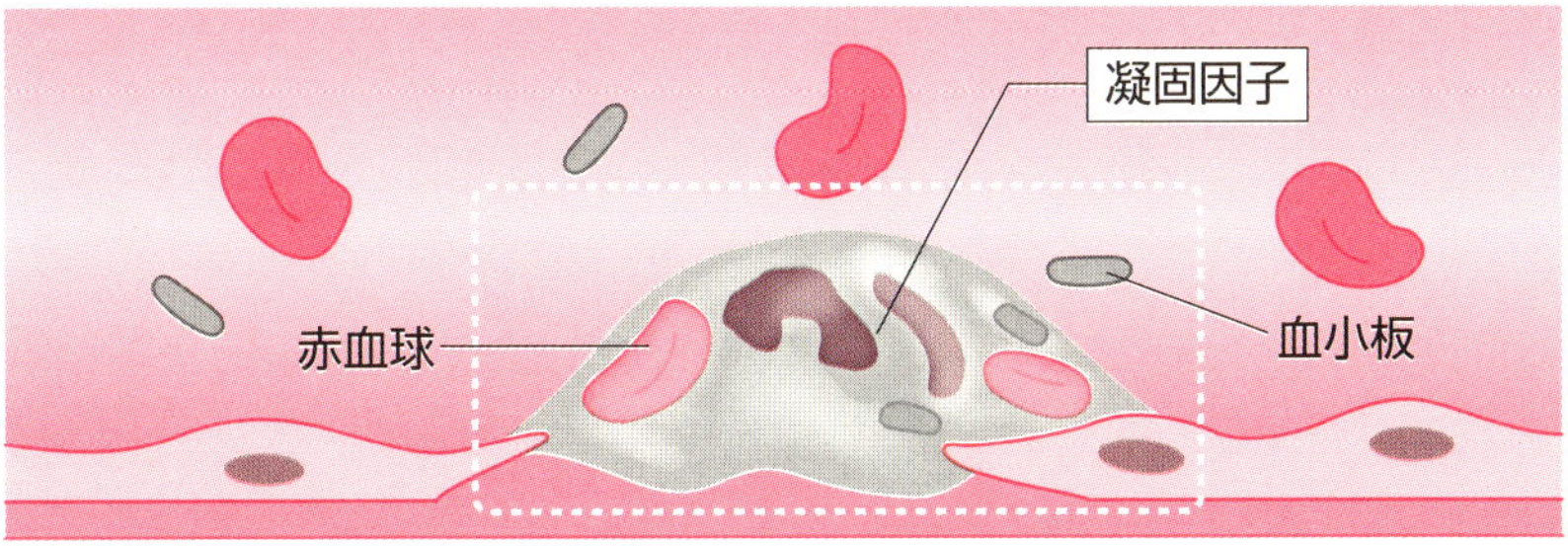

血栓薬は血をかたまりにくくするのですから、出血しやすくなるという副作用がついてまわります。脳出血や胃潰瘍からの出血は命取りになりますから、抗血栓薬を処方する際は、常にその効果と副作用のリスクをてんびんにかけて、個々に判断する必要があります。以下、主な薬について説明します

1 アスピリン（バイアスピリン）

よく使われる抗血小板薬です。類似薬の商品名、バファリンのほうがおなじみかもしれません。「頭痛にバファリン♪」と宣伝されているように、痛みどめの効果もあるのですが、これは多い量を内服したときです。少ない量を内服すると抗血小板薬としての効果が前面にでます。心筋梗塞や脳梗塞など、臓器に栄養をおくる動脈が詰まる病気の予防に用いられます。

ところで、抗血小板薬は心房細動の脳梗塞予防に有効でしょうか。答えは「いいえ」です。抗血小板薬は、勢いよく血液が流れている動脈の血栓予防に有効なのですが、心房細動のとき、痙攣した心房の中に血栓ができたり、ゆっくり血液が流れる静脈に血栓ができるのを予防するのは後述する抗凝固薬です。

ところが、心房細動の脳梗塞予防の目的にアスピリンが使われていることが稀にあります。どうしても抗凝固薬を使えないやむを得ない理由があるのかもしれませんが、気を付けなければいけないのは、昔からの薬が漫然と変更されずに処方されている場合です。

ひと昔前の心房細動の治療指針には、脳梗塞を合併するリスクの低い患者さんに対してはアスピリンの使用が記載されていました。現在の治療指針からはアスピリンは消えています。その後の研究で心房細動の脳梗塞予防にアスピリンは無効であることがわかったからです。

ですから、10年以上心房細動を患っていて、昔の処方が継続されているといった場合は、いちど薬を見直したほうがよいかもしれません。なお、抗血小板薬は内服するのをやめても一週間ほど効果が続きます。血が止まりにくい状態が続くわけですから、手術を予定している場合など、少し前から内服の中止を指示されることがあります。

手術によっては抗血小板薬を内服したまま行うこともありますので、自己判断で勝手に内服を中止せず指示に従ってください。

薬似薬：アスピリン・ダイアルミネート配合剤（バファリン）

2　ワルファリンカリウム（ワーファリン、ワルファリンK）

古くから用いられてきた抗凝固薬です。血をサラサラにする薬、と説明されているかもしれません。心房細動の脳梗塞予防に効果があるのは抗凝固薬ですから、我々にはなじみのある薬です。

血液がかたまるとき、さまざまな凝固因子が順々に働きますが、凝固因子の働きにビタミンKが必要です。ワルファリンはこのビタミンKに拮抗することで凝固因子の働きを抑え、血がかたまるのを防いでいます。ですから、ビタミンKを多量に摂取すると効果を発揮しなくなります。ほうれん草やモロヘイヤといった緑黄色野菜、ワカメやひじきなどの海藻類、玉露や抹茶などの緑茶類にはビタミンKが豊富に含まれていますし、納豆は大豆に含まれるビタミンKだけではなく、納豆菌が腸内でビタミンKを産生するので、結果的にビタミンKを多量に摂取していることになります。ワルファリンを飲んでいる方はワルファリンの効果を安定させるため、こうした食品を控えめにする必要があります。

また、ワルファリンは人によって飲む量が異なります。3㎎飲む人もいれば5㎎飲む人もいます。ワルファリンの効果の発現が人によって違うからですが、ワルファリンは効果の度合い、血のサラサラ具合いを採血でチェックすることができます。効果が強すぎると出血をおこしやすくなりますから、ちょうどよい効果になるよう、飲む量を調整する必要があります。

1~2カ月毎に採血をして、ワルファリンの量を調整するのです。採血で確認するのはプロトロンビン時間国際標準比（PT-INR）という値です。ワルファリンを飲んでいない方では1・0前後ですが、ワルファリンを飲んでいると値が大きくなります。値が大きいほどワルファリンが効いている、血がサラサラということになります。心房細動の脳梗塞予防にワルファリンを使う場合、70歳未満ならPT-INRが2・0~3・0、70歳以上ならPT-INRが1・6~2・6になるようワルファリンの内服量を調整します。これらの値は出血するリスクとの兼ね合いで決定され、心房細動の治療指針に示されているものです。

効果の度合いを確認できる点はワルファリンの利点でもあるのですが、面倒くさいと感じる方もいると思います。少し前までは、抗凝固薬といえばワルファリンしかなかったので、有無を言わさずワルファリンを処方していましたが、前述のようにワルファリンはビタミンＫの摂取量で効き目が変わってくる他にも、飲み始めてから効果が現れ始めるのに数日かかる点や、抗生物質など他の飲み薬の影響で効果が強まったり弱まったりする点など、扱いにくい点がいくつかありました。

２０１１年から順次、次項に記すノアック（ＮＯＡＣ）やドアック（ＤＯＡＣ）と呼ばれる新しい経口抗凝固薬が登場したため、選択肢が広がっています。

３　エドキサバントシル酸塩水和物（リクシアナ）

ノアック（ＮＯＡＣ）とかドアック（ＤＯＡＣ）と呼ばれる新しい経口抗凝固薬です。数種類の薬がありますが、ワルファリン以外の経口抗凝固薬、ということでひとくくりにしました。ワルファリンがビタミンＫを介して凝固因子の働きを抑えていたのに対し、新しい経口抗凝固薬は凝固因子に直接働きかけて血がかたまるのを防ぎます。細かいことをいえば、働きかける凝固因子に違いがあるのですが、ここではひとくくりにして説明します。

これら新しい経口抗凝固薬の特徴として、飲む量を微調整する必要がない点がまず挙げられます。食事の影響もうけないので、緑黄色野菜や納豆の制限も必要ありません。はじめに投与量を決めてしまえば、ワルファリンのように採血で効果を確かめる必要はなく、一定の投与量を継続すればよいのです。

しかも、ワルファリンと異なり、内服したその日から効果が得られます。はじめに投与量を決めるときに参考にするのが、体重と腎機能です。体重が少ない、または腎機能が低下していると出血の合併症が増えてしまうので、投与量を減らします。逆にいえば、腎機能がよくて体重もしっかりある場合は、減らした量では効果が期待できない、飲んでいる意味がない、ということです。さじ加減をせず、患者さんに適した投与量を決めることが重要です。

なお、あまりに腎機能が低下していると服用できません。ワルファリンと異なり、新しい経口抗凝固薬は効き具合を採血で確かめることはできません。採血しなくてよいのはメリットでもありますし、デメリットでもあります。

新しい抗凝固薬はワルファリンと比べて脳梗塞を予防する効果は同等かそれ以上、重篤な出血の副作用はワルファリンより少ないといわれています。そのため新たに抗凝固療法を開始する場合は、新しい経口抗凝固薬を選択されることが多いと思われますが、価格が問題になることがあります。ワルファリンを一日3㎎内服しているとすると、一日あたり28・8円と安価ですが、エドキサバントシル酸塩水和物の通常量60㎎を内服すると一日当たり545・6円になります。3割負担だとしても1カ月当たりでの差は約4650円。健康はお金に代えられないとはいえ、けっこうな差ですよね。これをどう判断するかはあなた次第です（薬価は2019

年4月現在)。

また、これは新しい抗凝固薬でもワルファリンでも同じですが、抗凝固薬を内服していると血が止まりにくくなるので、抗血小板薬と同じように、手術を予定している場合など、少し前から内服の中止を指示されることがあります。内服できない期間は点滴をすることもあります。手術によっては抗凝固薬を内服したまま行うこともありますので、自己判断で勝手に内服を中止せず指示に従ってください。

類似薬：リバーロキサバン（イグザレルト）、アピキサバン（エリキュース）、ダビガトランエテキシラートメタンスルホン酸塩（プラザキサ）

心房細動の電気ショック

心房細動を停止させる方法のひとつとして、電気ショックを紹介しました。心房細動などの不整脈を停止させることを除細動《じょさいどう》といいます。

電気ショックと聞くと怖い感じがするかもしれませんが、麻酔薬で眠っている間に電気ショックが行われるはずですから、目が覚めたら終わっています。正常な安定した脈に戻っていて喜んだのもつかの間、心房細動で注意しなければならない脳梗塞を発症してしまった、ということがあります。

心房細動では、血液がうっ滞した左心房、中でも特に入り組んだ構造をしている左心耳《さしんじ》と呼ばれるところに血栓ができやすく、これがとんでいった結果、脳梗塞などを引きおこします。心房細動が停止して、心房の収縮が回復したときに血栓をとばしやすい、といわれています。また、心房細動を発症して48時間を超えると血栓ができる可能性が高いといわれますが、これは48時間以内は血栓ができない、という意味ではありません。また、自分では心房細動になったのは朝からで48時間以内だと思っていても、前の夜寝ている間におこっていたかもしれません。ですから、うかつに心房細動を止めるのは危険です。

電気ショックの前には、経食道心エコー検査で左心房、左心耳を観察し、血栓が見えないことを確認したほうが安全です。電気ショックで心房細動が停止すると、直後から、心電図では正常な洞調律に戻って心房が収縮しているようにみえますが、実際に心房の収縮が戻るのには数日かかるといわれています。この数日間も血栓ができて脳梗塞をおこす可能性のある危険な期間ですから、除細動してから１カ月は抗凝固薬を内服することが推奨されています。電気ショックをすることが血栓をとばすような印象があるかもしれませんが、実は、心房細動が本来の洞調律に戻ることが血栓をとばす原因です。

こう考えると、抗不整脈薬で心房細動を止めた後も脳梗塞のリスクがあります。心房細動の治療は何はさておき抗凝固薬から始まります。抗凝固薬の必要性については、チャッズ（ＣＨＡＤＳ）で考えるんでしたよね（56ページ）。経食道心エコー検査はすぐ行えるとは限りませんから、心房細動をすぐに止められない場合、レートコントロールを開始します。ベラパミルなどを使って緩衝材としての房室結節の働きを強めることで頻脈を落ち着かせます。適切に抗凝固薬が使用されていれば、心房細動はあわてて止める必要はないのです。

機械を用いた不整脈の治療

ペースメーカー

みなさんもよく耳にする治療機器だと思います。1年間に国内で5万件以上のペースメーカー植込み手術が行われています。洞不全症候群や房室ブロックなど、脈の遅くなる病気の唯一の治療法であり、切り札でもあります。

第1章で説明したように、脈が作られるには心室から血液が送り出される必要があり、そのためには心室に電気が流れなくてはいけません。心室に電気を流す手助けをするのがペースメーカーです。収縮してポンプの働きをするのはあくまで自分の心臓の筋肉であり、ペースメーカーは心臓に電気刺激を送るという補助的な役割をします。

ペースメーカーの歴史は古く、50年以上の実績があります。ペースメーカーは電池や電子回路からなる本体部分と、心臓へ電気を伝える電線であるリード部分から構成されます。ペースメーカーの本体部分は小型化が進み、現在のものはおおよそクラッカーのリッツ一枚くらいのサイズ、重さは20g程度です。この本体を左鎖骨下の皮膚・皮下脂肪の下に植え込みます。右鎖骨下でも良いのですが、左のほうが手技が容易であること、右効きの患者さんが多いので左の方が喜ばれる、などの理由で左鎖骨下が用いられることが多いです。

リードは１本の場合と２本の場合がありますが、心房と心室どちらに電気刺激を送ればよいか、両方必要か、など個々の患者さんにあわせて選択します。鎖骨の下に太い静脈が走っていて、リードはこの静脈の中をとおって心臓に到達しています。静脈ですから、行きつく先は右心房です。さらに奥にリードを進めれば右心室にリードを留置することができます。ペースメーカーのリードは右心房か右心室、またはその両方に先端が接地され、そこから電気信号を送っているのです。

ところで、リードの先端は釣り針のような柔らかい返しがついていて心臓に固定されるものや、先端に数ミリの小さいスクリューがついていて、これで心臓に固定するものがあります。ペースメーカーの本体にはリードを差し込むソケット部分がありますので、リードの手前側をコンセントのように本体に差し込んで接続します。

ペースメーカーの接地

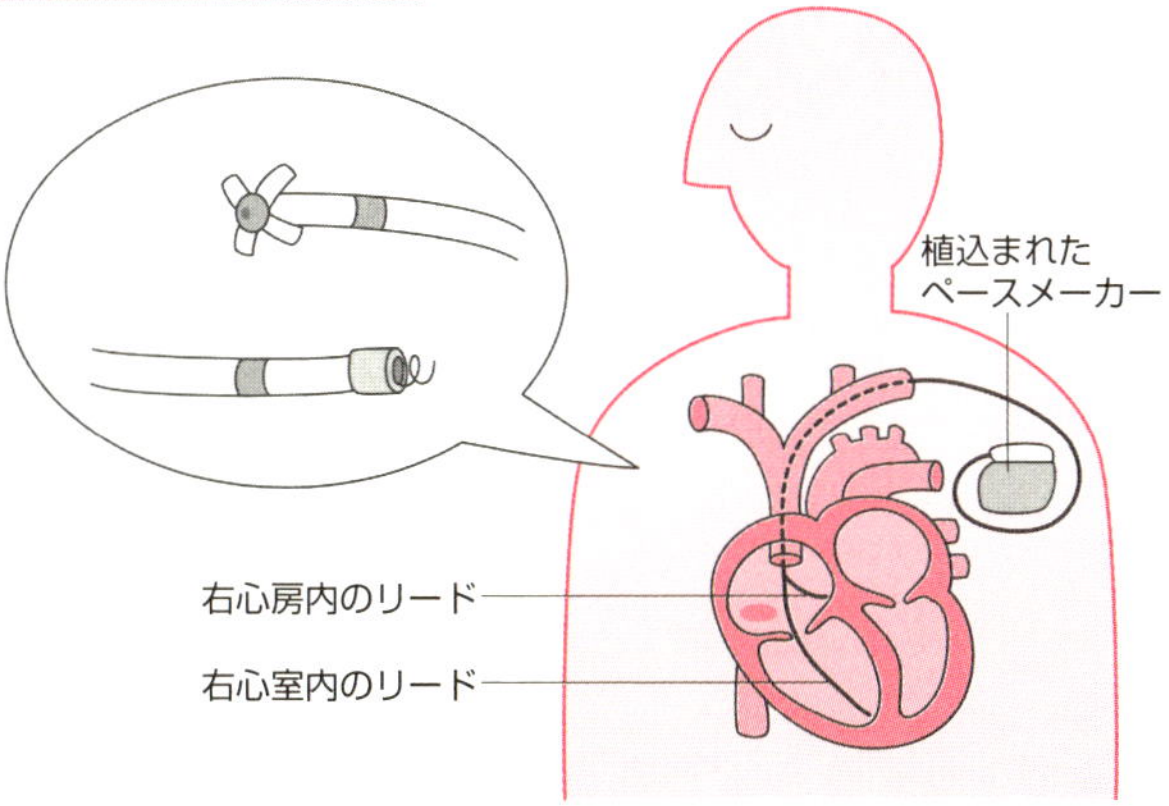

ペースメーカーは心臓の電気信号を見張っていて、心臓の電気信号がなければ電気刺激をだすのです。このときの電気刺激は心房または心室が興奮すればよいのですから、除細動するときの電気ショックとは異なり、小さい電気刺激であり、ペースメーカーの電気刺激を感じることはありません。

ペースメーカーは電池で動きますから、寿命があります。自家発電して電池がなくならないペースメーカーができると画期的ですが、今はまだありません。電気刺激をだす頻度や、電気刺激の出力にもよりますが、ペースメーカーの電池は5～10年くらいでなくなります。リードにも耐用年数がありますが、10～20年使えることが多いので、多くの場合、電池が先になくなります。

ペースメーカーは植え込んだ後、定期的にチェックを行って電池の残量やリードの不具合がないかを確認しておき、電池が残り少なくなればペースメーカー本体の交換を行います。電池の部分だけを交換することはできないので、ペースメーカー本体そのものを新しいものに交換します。リードは継続して使用できればそのまま使用します。コンセントのように抜いて外したリードを、新しい本体に接続すればいいのです。

ペースメーカーを植込むのは、鎖骨の下に5㎝ほどの切開を加える、小さいながらも手術です。感染しないように清潔な場所で手術をします。麻酔は全身麻酔ではなく局所麻酔で行われるのが一般的なので、手術中も意識はあります。新しくペースメーカーをいれる場合は、リードの位置をレントゲンで確認しながら目的とする心臓の場所に留置する必要があるので2～3時間、本体を交換するだけの場合は1～2時間の手術になります。

ペースメーカーは歴史が長く確立した治療ですが、合併症も稀におこります。まずは感染です。ペースメーカー本体は金属でできており、身体からすれば異物です。異物がひとたび感染をおこすと、抗生物質を使ってもなかなか菌を殺すことができません。せっかくいれてもらったペースメーカーを取り出さないと感染が治らなくなります。ペースメーカー本体が感染すると、それにつながっているリードも感染します。リードも異物なので、抗生物質が効きません。

新しいペースメーカーならリードを取り出すこともそれほど難しくありませんが、本体を交換したときはリードは既に5年も10年も静脈の中に置かれています。このリードを取り出すとなるとそう簡単にはいきません。ペースメーカーをいれたり、交換するために作った5㎝ほどの創《きず》は、普通なら一カ月もすればきれいに治りますが、感染すると創が治りません。金属アレルギーがあると同じように創が治りませんが、ペースメーカーの金属はチタン合金でできており、アレルギーをおこすことはめったにありません。体内に異物をいれる治療にとって、感染は手ごわい難敵です。

つぎに頻度の高い合併症は出血でしょう。ペースメーカー本体を収めるスペースを作るときに血管を傷つけて出血することもありますし、リードは静脈の中にはいっていますからそこから出血することもあります。手術中の出血は、その場で血を止めればいいのでさほど問題になりませんが、厄介なのは創を閉じてからの出血です。ペースメーカー本体のまわりがふくらみ、血腫になります。これは手術を終えて数日たってから出現することがあります。ガーゼとテープで圧迫していると自然に吸収されて血腫がなくなる場合もありますが、創の外に血がでてきた場合や、痛みが強い場合には、創をもう一度ひらいて血腫を取り除き、出血があれば血を止めて、もう一度創を閉じる必要があります。

ペースメーカーを必要とする患者さんのなかには、心房細動などの不整脈を持っていてワルファリンなど血が止まりにくくなる薬を飲んでいる場合が少なくありません。ペースメーカーの手術はワルファリンなどの内服を継続したまま手術することが多いのですが、ワルファリンを飲んでいる人は飲んでいない患者さんに比べると出血の合併症が多い印象があります。

その他、気胸《ききょう》といって、風船がしぼむような感じで肺がしぼんでしまうことがあります。これはリードを挿入する血管が肺の真上にあるため、針で血管を探すときに肺を傷つけることによるものです。他にも、心臓に留置していたリードの先端が手術のあとずれてしまい、リードを置きなおす必要があったり、リードが心臓の壁を傷つけてしまい、心臓のまわりに出血することもあります。

いろんな合併症がありますが、その確率は全部あわせても数パーセントです。ペースメーカーは脈が少ないために失神したり、息切れがするのを防いでくれるものですから、合併症ばかり気にしていたらいけませんね。

コラム

ペースメーカーをいれたら不死身!?

これはよく、患者さんに質問されることです。ペースメーカーで心臓が動くのだから、ペースメーカーをいれたら不死身になるのか、ときかれます。そんなことはありません。

ペースメーカーはあくまで電気信号を心臓に送る機械であり、心臓が収縮するのは自分の心臓の筋肉の力です。筋肉がやられてしまえば、いくら電気信号を送っても心臓は反応しません。心筋梗塞で心臓を栄養している血管が詰まるのをペースメーカーは防ぐことはできないですし、腎臓が弱って尿がでなくなり、カリウムというイオンが多くなりすぎると、ペースメーカーが電気信号を送っても心臓は興奮しなくなり、心臓はとまってしまいます。ですから、ペースメーカーをいれたら不死身、なんてことはないのです。

ペースメーカーと携帯電話

ペースメーカーをいれている患者さんにとっては、携帯電話などの電磁波の影響をうけないか、気がかりなのは当然です。もしペースメーカーが電磁波の影響をうけると、ペースメーカーが正常に働かなかったり、設定が変わってしまったりします。

電波を管轄しているのは総務省なので、総務省の指針が発表されています。指針によれば、ペースメーカーと携帯電話は15㎝離すこと、とされています。これは十分な安全域を加味した値です。以前の指針では22㎝離すこと、となっていましたから、少し緩和されています。電車の車内放送も、以前は「優先席付近では携帯電話の電源をお切りください」だったのが、最近では「混雑時は電源をお切りください」になっています。携帯電話とペースメーカーがくっつくほど近づいても影響があるかないかといった程度ですから、あまり神経質になる必要はありません。しかし、患者さんによっては、影響がないと頭でわかっていても不安で仕方がない、という方もおられるでしょうから、一定のマナーは守ってあげたいですね。

ところで、強い電磁波がでるのでペースメーカーがあると禁忌だったのがMRI検査です。最近になってMRI対応ペースメーカーというのが発売されました。MRIを撮る設定に変え

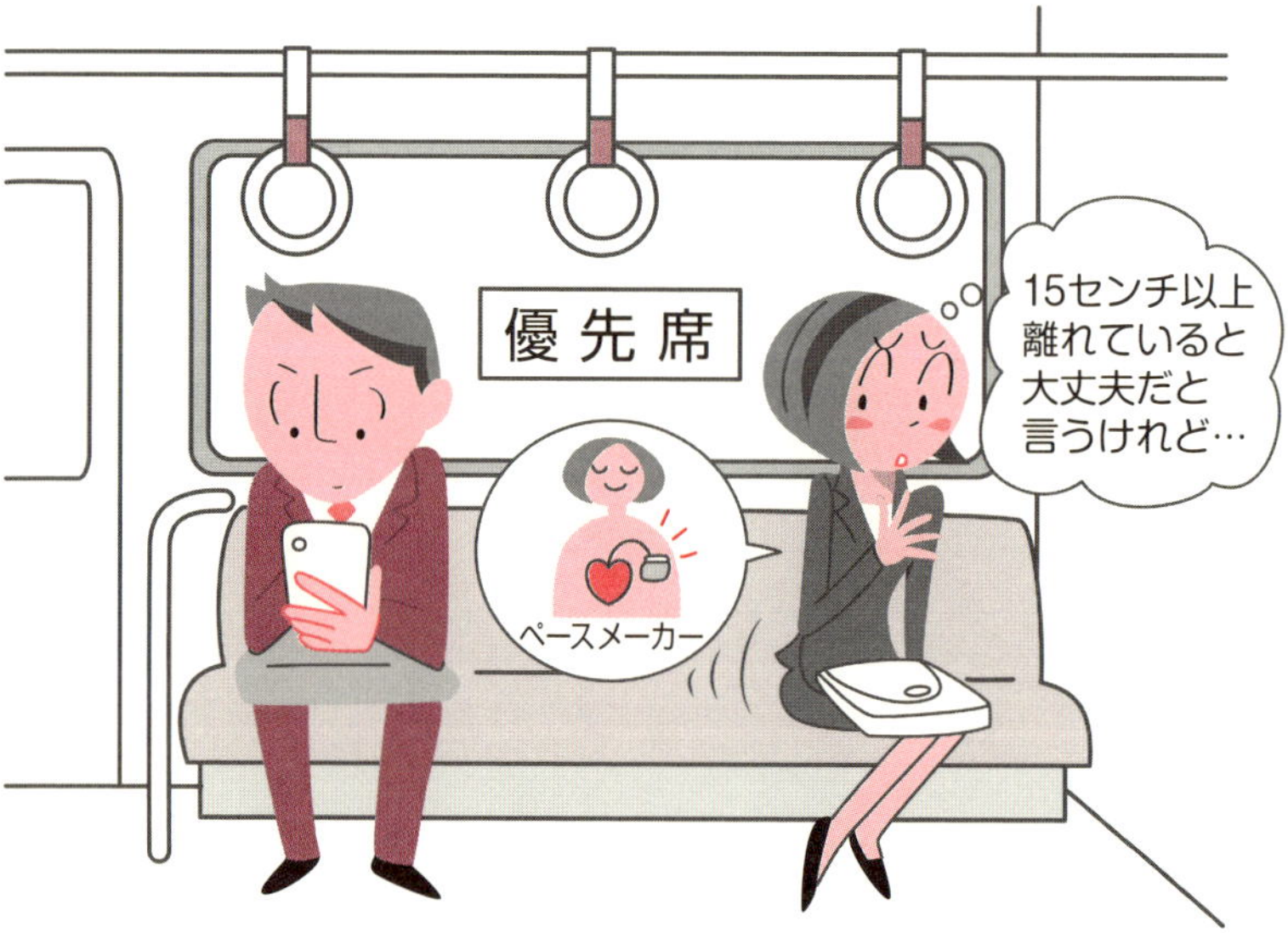
優先席
ペースメーカー
15センチ以上
離れていると
大丈夫だと
言うけれど…

ておけば、ペースメーカーが正常に働かなかったり、設定が変わってしまったりすることがないというもので、事前にMRIを撮る設定に変える必要はありますが、MRIを撮れるというのは画期的です。

一刻を争う脳梗塞の診断など、MRIでないとわからないという場面がいくつかありますから、すごい進歩です。基本的には新しくペースメーカーをいれる患者さんが対象ですが、ペースメーカーの交換を機にMRI対応に変わる場合もありますので、ご自分のペースメーカーはどうなのか担当の先生に尋ねてみてください。

自動除細動器（AED）

電気ショックは心臓の電気の流れをリセットし、すべての細胞がイチから興奮をスタートさせるので、多くの不整脈を停止することができます。最も恐ろしい不整脈である心室細動をも停止させる電気ショックは、不整脈治療の最終兵器です。この電気ショックが必要かどうかを自動的に判断し、電気ショックを自動で放出する機械がAEDです。

最近では、病院やスポーツジム、学校や市民広場など、あらゆるところに設置されているので、目にする機会が多いと思います。

心室細動などは恐ろしい不整脈です。心臓が震えている状態で血液を送り出すことができず、わずか数秒で意識がなくなり倒れます。呼吸も停止します。心室細動は自然に停止することはほとんどなく、死に至ります。この心室細動を止める唯一の手段が電気ショックです。

なおかつ、心室細動がおこってから除細動するまでの時間が重要です。心室細動は、発症から1分経過するごとに10％ずつ救命率が低下するといわれています。人が倒れるのを目撃して、すぐ救急隊を呼んだとしても救急隊がかけつけるのに10分はかかります。心臓マッサージなどの蘇生術をするのは大変重要で、何もしないで救急隊の到着を待つよりはよほどいいのですが、できれば救急隊の到着を待たずに電気ショックまで行いたい。このための医療機器がＡＥＤです。

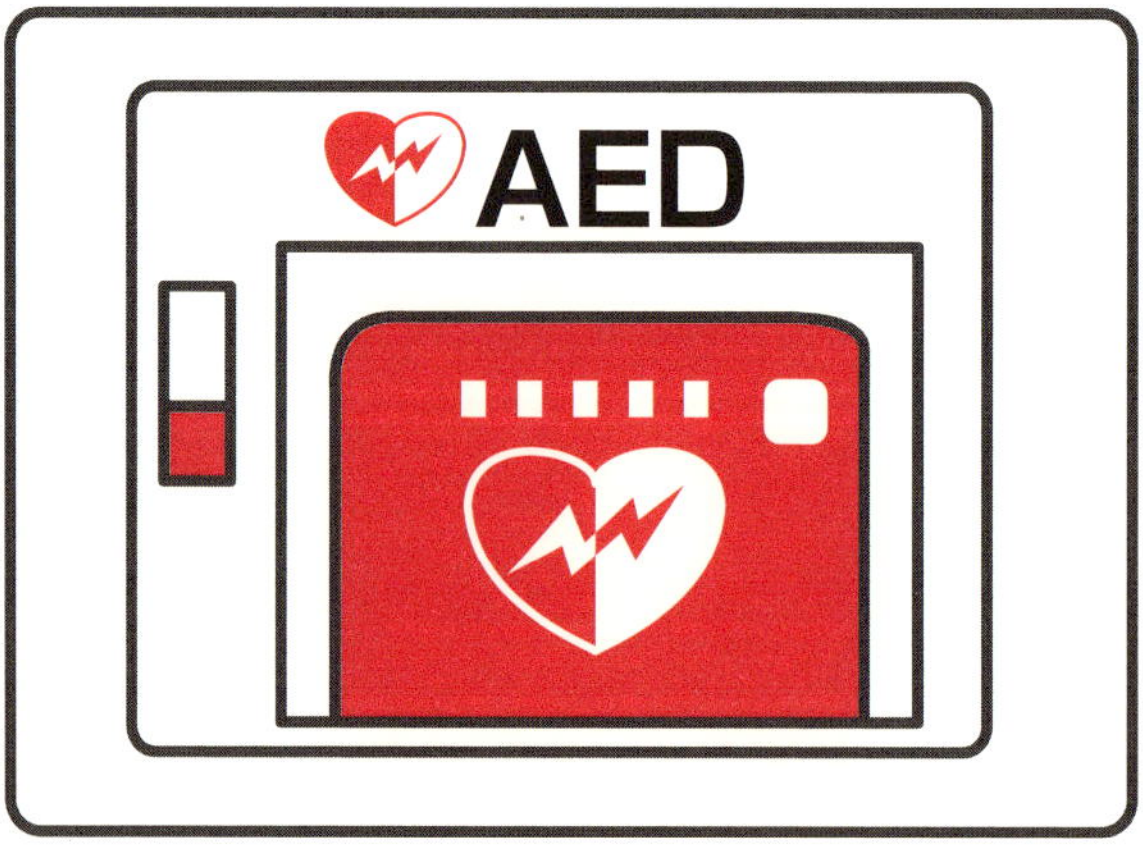

目の前に倒れた人がいて、意識がなかったら、迷わず救急車を呼んで、心臓マッサージを開始します。同時に近くにあるＡＥＤを持ってきてもらうよう周囲の人に伝えましょう。とにかく人が集まる場所、イベントにはＡＥＤがかかせません。

コラム

ＡＥＤを使ったことがありますか？

かなり広く認知されているＡＥＤではありますが、実際にＡＥＤを使ったことがある方は少ないと思います。私もそうした場面に遭遇したことはありません。しかし、いつ何時、人が目の前で倒れるかわかりませんから、心の準備は重要です。心臓マッサージなどの蘇生術の市民講座が多く開催されていますから、そこでＡＥＤの使い方を習った方もいるでしょうし、最近では運転免許の講習の必須項目に蘇生術が含まれているようですから、自動車学校でＡＥＤの使い方を習った方も多いと思います。

ＡＥＤはふたを開けて電源をいれると、音声で指示してくれるようになっています。電極パッドにつながるコードを本体に差し込んで、電極パッド2枚を案内図の通りの位置に貼って、解析スタートボタンを押すだけです。自動的に電気ショックが必要かどうかを判断してくれて、ボタンを押す、などの指示をだしてくれます。心臓マッサージが必要なときは心臓マッサージを行うよう指示してくれます。電極パッドを貼って解析ボタンを押すだけです。あとは案内に従えばよいのです。

電極パッドは電気を通すためのものですから、服の上からでは意味がありません。服をどけて、肌の上に直接電極パッドを貼る必要があります。意識のない人を目の前にすると舞い上がってしまうのも無理はありません。AEDを見たことがないという方は、一度蘇生術の講習をうけるようにしましょう。自信をもって対応できるようになるはずです。

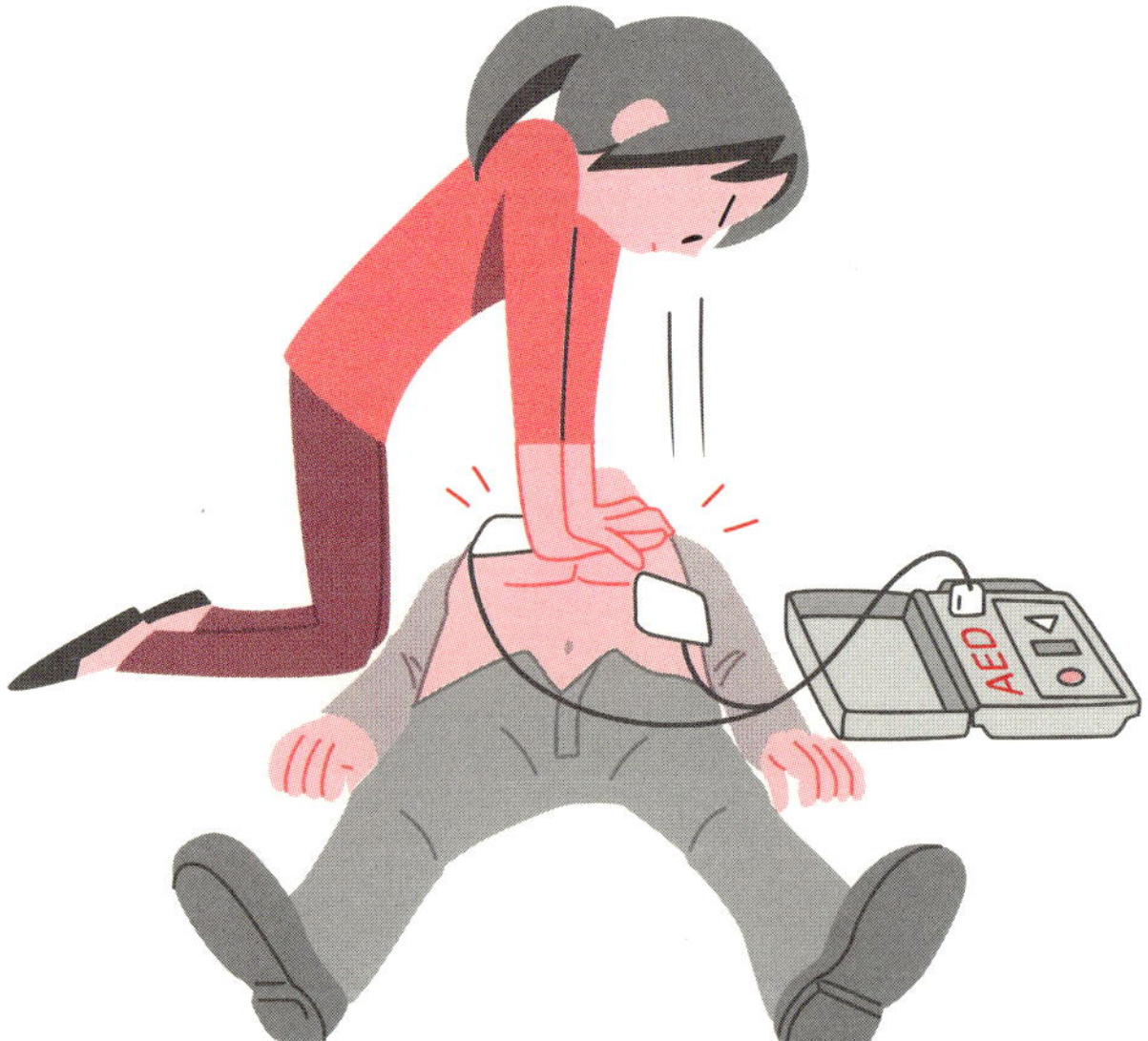

植込み型自動除細動器（ＩＣＤ）

ＡＥＤは自動的に電気ショックを放出してくれるのですが、倒れたときに目撃者がいることが前提でした。しかし、心室細動は夜中寝ている間に発生するかもしれません。そうなったらお手上げです。たとえ家にＡＥＤが置いてあったとしても、助ける人は寝ることもできなくなります。そこで使われるのが植込み型自動除細動器（ＩＣＤ）です。見た目はペースメーカーを大型にした感じで、手術の方法やそれに伴う合併症もペースメーカーのそれとほぼ同じです。ペースメーカーのように体内に植え込んでしまいます。

ＩＣＤは心臓に留置したリードで不整脈の発生を察知し、必要があれば自動的に電気ショックを放出してくれますので、目撃者は必要ありません。ひとりで寝ているときに心室細動がおきても電気ショックで止めてくれるのです。心室細動や心室頻拍など、たちまち命にかかわる不整脈の発生する可能性が高いと考えられる場合、薬でこれらの不整脈の発生を完全に防ぐのは難しいので、万が一不整脈が起きた場合に不整脈を止めてくれるようにＩＣＤをいれておくのです。電気ショックを放出するのが主な働きですが、心臓が止まってしまったときは、ペースメーカーのように心臓に電気信号を送ることができます。

また、心室頻拍によってはペースメーカーのように電気刺激を送ることで停止する場合があります。電気ショックは大きなエネルギーを放出するので、もし意識がある状態で電気ショックが行われると相当な苦痛を伴いますし、電池もたくさん消費します。しかし、ペースメーカーのように電気信号を送るだけなら、患者さんに苦痛を与えることもないですし、電池もあまり減りません。このように、ペースメーカーのように電気信号を送って心室頻拍を止める方法を抗頻拍《こうひんぱく》ペーシングと呼んでいます。

　ＩＣＤを植え込んだ後は、患者さんの不整脈の特徴にあわせて、電気ショックと抗頻拍ペーシングを組み合わせて治療するよう、ＩＣＤをカスタマイズします。ＩＣＤの中に電気ショックを放出したとか、抗頻拍ペーシングを行ったとか、電気ショックを放出しようとしたが不整脈が自然に停

植込み型自動除細動器（ICD）の作用

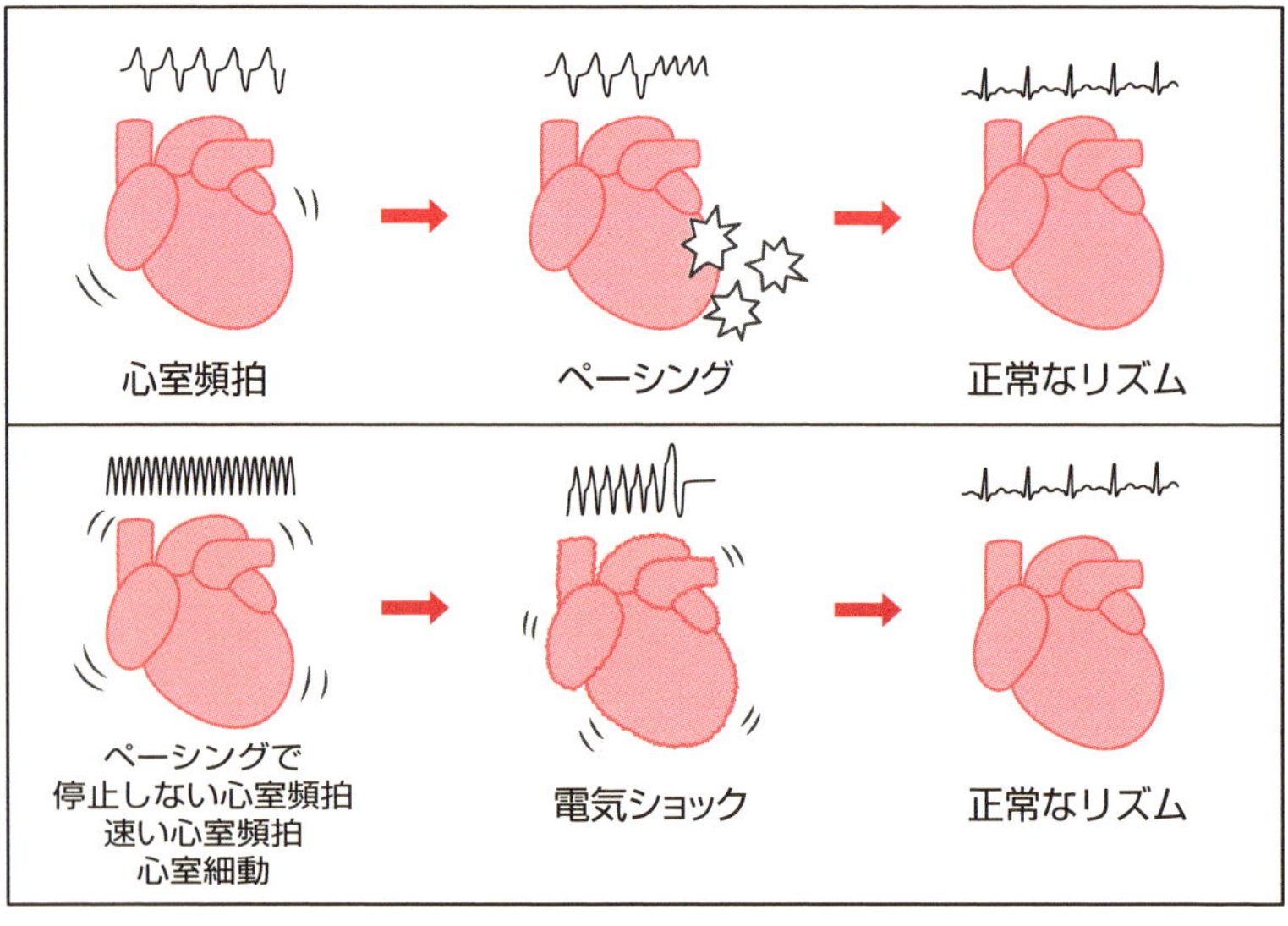

止したなど、ＩＣＤの作動状況が記録されていますので、定期的に病院でＩＣＤのチェックをうけて確認します。ＩＣＤはおこった不整脈を止めるだけで、不整脈の発生を予防するものではないですから、ＩＣＤの治療が頻回に行われている場合は抗不整脈薬の変更などを検討します。

ペースメーカーと同じように、ＩＣＤも電池が少なくなってきたら交換します。これもまた、電池だけを交換することはできないので、ＩＣＤ本体そのものを交換することになります。交換のときに、リードに問題がなければ、ペースメーカーと同じように、コンセントのようにリードを本体の差し込み口から抜いて、新しい本体に差し込みます。

コラム

救護中にICDが作動したら感電する？

突然倒れた人を目撃して助けにはいったら、その人がICDを植え込んでいて、救護中に電気ショックが放出された、ということは十分おこりえます。そんなとき、どうなるのでしょう。

答えは「心配いりません、大丈夫」です。私自身、ICDを植え込んでいる患者さんの処置をしていて、患者さんに触れているときに電気ショックが放出された経験があるのですが、パチッと静電気が流れたときと同じような感じがしたくらいでした。電気ショックがでるかもしれないとわかっている場合は、電気を通さないゴム手袋をして患者さんに触れるのが理想的ですが、ゴム手袋をできない状況でも大丈夫です。

これは聞いた話ですが、ICDを植え込んでいる患者さんが銭湯にはいっていて、そのとき不整脈がでて電気ショックが放出されたそうです。すると、同じ銭湯に入っていたお客さんが一斉に立ち上がったそうです。水を伝って電気が流れたんでしょうね。いずれにせよ、ICDが作動しても周りの人に健康被害はありませんから、ご心配なく。

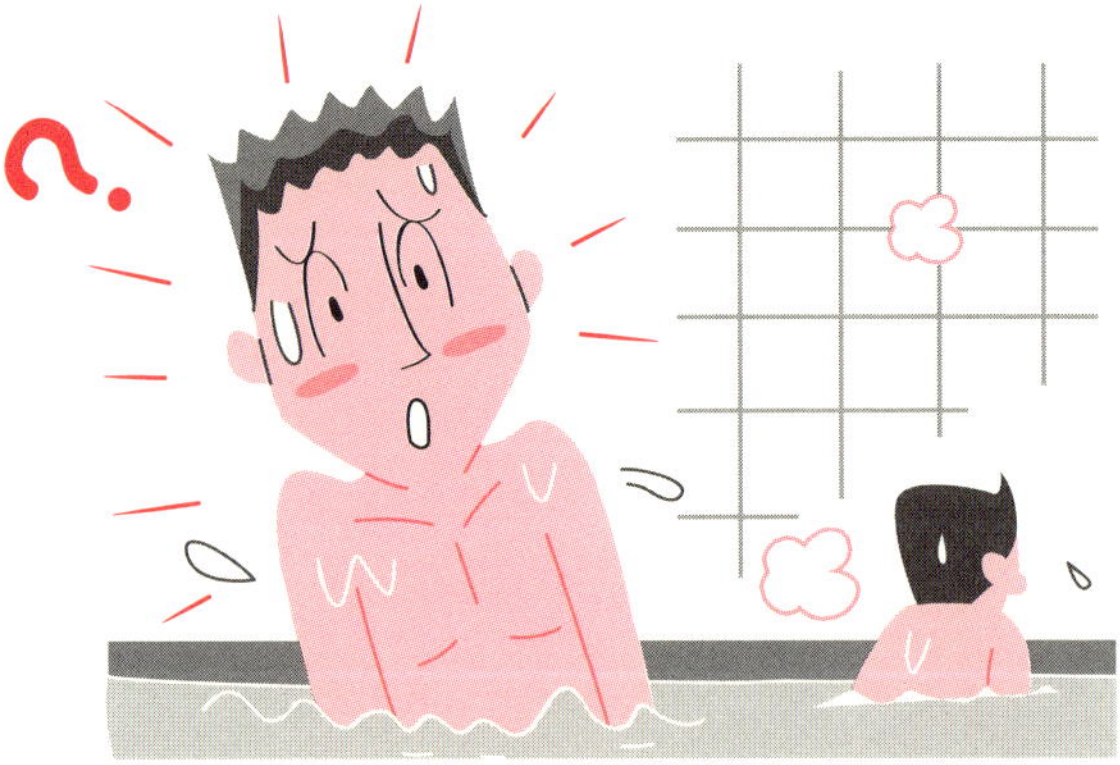

●不整脈の発生源をつきとめて改善するカテーテル治療

一般的なカテーテル治療

カテーテル治療、と聞くと低侵襲《ていしんしゅう》の治療というイメージがあるかもしれません。確かに胸を開けて行う心臓の手術に比べると、カテーテルという細い管を足の付け根や肘の血管から挿入して心臓を治療するカテーテル治療は圧倒的に低侵襲です。

しかし、不整脈のカテーテル治療のメリットはこれだけではありません。胸を開けて行う手術は、目に見えるものを確実に治療するのが得意です。ところが電気の流れは目で見えないですから、胸を開けて心臓をみても、不整脈の源がどこにあるか、わからないのです。心臓の手術では心臓を止めて手術することがありますが、カテーテル治療なら心臓は動いたままですから、治療の際に不整脈を誘発してやり、どこが不整脈の源かを調べることができます。

不整脈のカテーテル治療は「カテーテルアブレーション」と呼ばれます。高周波をカテーテルに流すことでカテーテル先端の温度をあげてやり、この熱で心臓の筋肉を変性させる治療です。カテーテルに一度熱を加えることで、幅も深さも5㎜くらいの筋肉の変性が得られます。不整脈にはある一点からでるものがあります。多くの心室期外収縮はこれにあたりますから、その一点を見つけて熱を加えて治療します。

また不整脈の中には、心臓の中に電気がぐるぐる回る回路ができている（リエントリーと呼びます）ものもあります。発作性上室性頻拍、心房粗動、多くの心房頻拍、多くの心室頻拍は、電気の回路があるタイプの不整脈です。この場合は、回路のどこか一部に熱を加えてやり、電気が回路を回れなくしてやればよいのです。

電気の回路は細い電線でできている場合もあれば、幅の広い場合もあります。細い電線はカテーテルに一度熱を加えるだけで回路を断ち切ることができますし、幅の広い電線の場合はカテーテルで何度も熱を加え、点をつなげて線にするようにして回路を断ち切ります。

カテーテルアブレーションの合併症としては、心臓の壁を傷つけてしまって心臓のまわりに出血したり、不整脈の電気の回路が正常の電気の流れ道、たとえば房室結節に近く、不整脈

電気がぐるぐる回る回路のイメージ

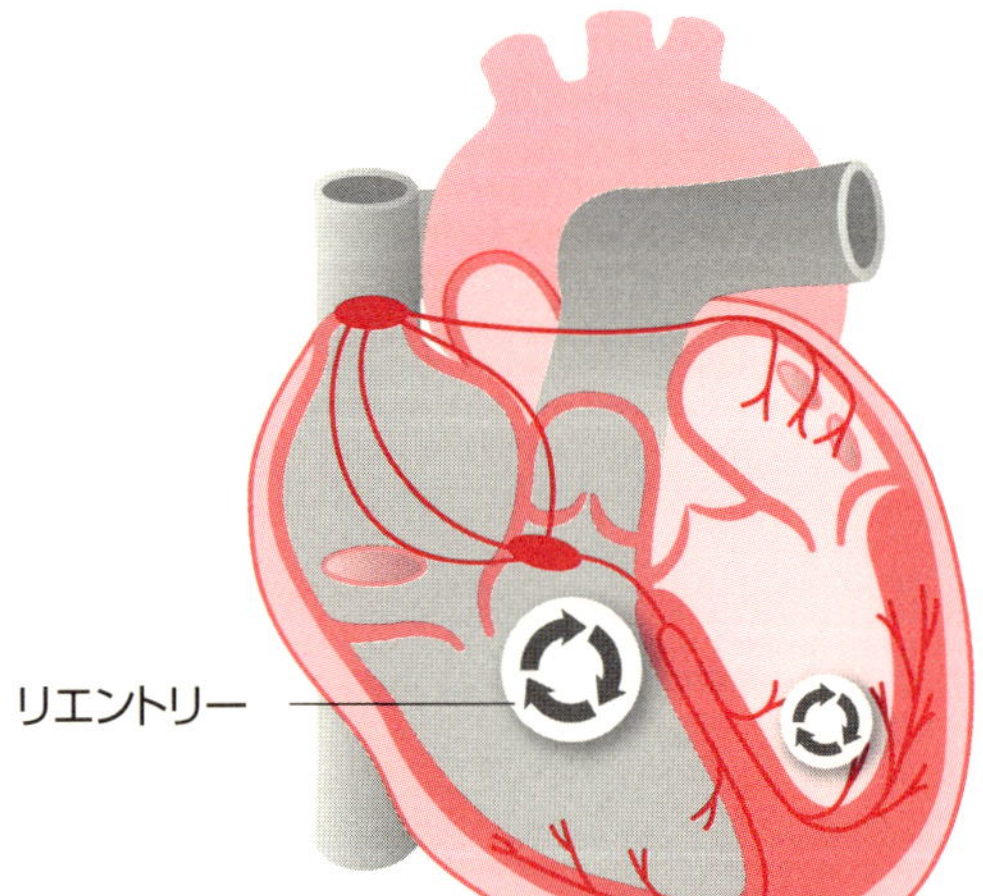

を治そうとして加えた熱で正常な電気の流れ道を障害してしまい、ペースメーカーが必要になることがあります。

また、カテーテルは足の付け根の静脈から挿入されることが多いのですが、足の付け根の静脈と動脈は横並びになっているのが通常です。ところが、足の付け根の静脈と動脈が縦に重なっていることがあり、静脈の上に動脈が走っている場合、静脈の中にカテーテルを挿入したら動脈を貫いてしまいます。カテーテルを抜いてみたら動脈と静脈がくっついて交通している、ということがおこることがあります。

また、治療する不整脈の種類によってアブレーションの成功率は様々です。熱を加えても効果がない場合があります。不整脈の源、不整脈の回路を十分特定できないこともありますし、治療するポイントがカテーテルと離れすぎ

静脈と動脈の位置に注意が必要

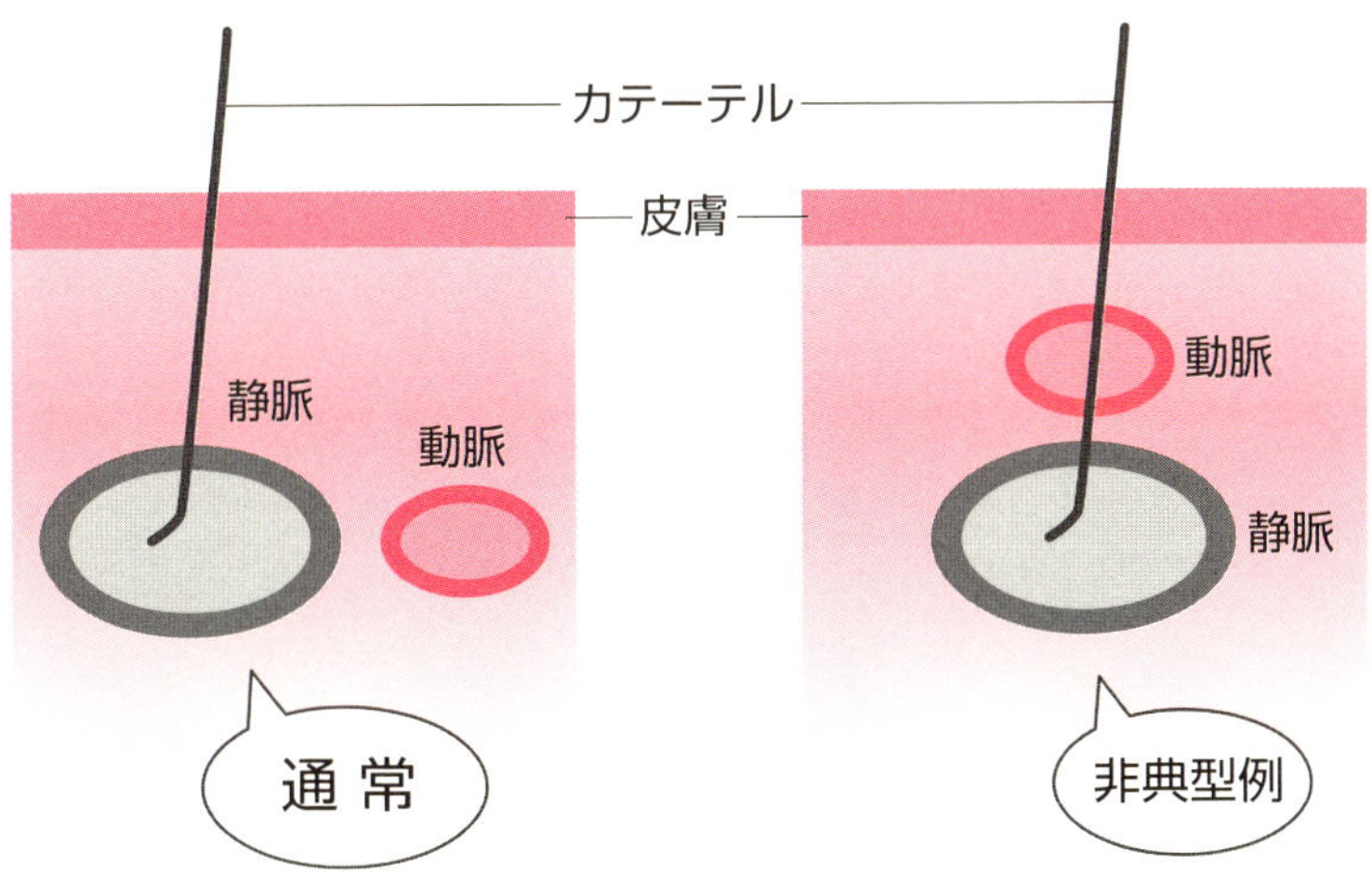

ている場合もあります。カテーテルをもってゆける場所は心臓の内側や静脈の中だけですから、そのポイントが遠ければ熱が伝わりません。このような場合は治療が不成功になります。

また、熱を加えた影響で一時的に電気が流れないだけ、ということがあります。とくに幅の広い不整脈の電線を点と点を結んで線にして治療した場合は、隙間ができていて、あとから電気が漏れだすということがあります。不整脈の再発です。再発の可能性も不整脈の種類によって異なりますが、カテーテル治療の利点のひとつに、繰り返して治療が行いやすいということがありますので、再発したらもう治療できない、というわけではありません。

心房細動のアブレーション

心房細動は従来、カテーテル治療では治せない不整脈と考えられていました。心房細動がおこっている間は、心房の筋肉が無秩序に興奮しているので、どこかにきまった回路があるわけではないからです。

ところが、心房細動を引きおこしているのは、多くの場合、肺静脈という肺から左心房に流れ込んでいる4本の静脈に由来する心房期外収縮だということが判明しました。通常、静脈から不整脈がでることはないのですが、左心房にはいる直前の肺静脈には心房の筋肉が巻き付いているとされ、この心房筋から不整脈がでるのです。肺静脈から心房に電気が流れるから心房細動に移行するわけで、肺静脈から心房に電気が伝わらないように、図のように肺静脈の左心房への出口に熱を加えてやれば、カテーテルで治療できることがわかったのです。

最近は右側の上下の肺静脈２本をひとまとめにして、さらに左側の上下の肺静脈２本をひとまとめにして、肺静脈を電気的に隔離するのが主流です。他のカテーテルアブレーションと大きく異なる点は、治療している場所が左心房という点です。左心房にカテーテルを進めるには、右心房と左心房の間を隔てている、心房中隔という壁を貫く必要があります。道具が進化して安全に行えるようになっているとはいえ、経験と技術が必要ですし、心臓の壁を傷つけてしまって心

心房細動のカテーテルアブレーション

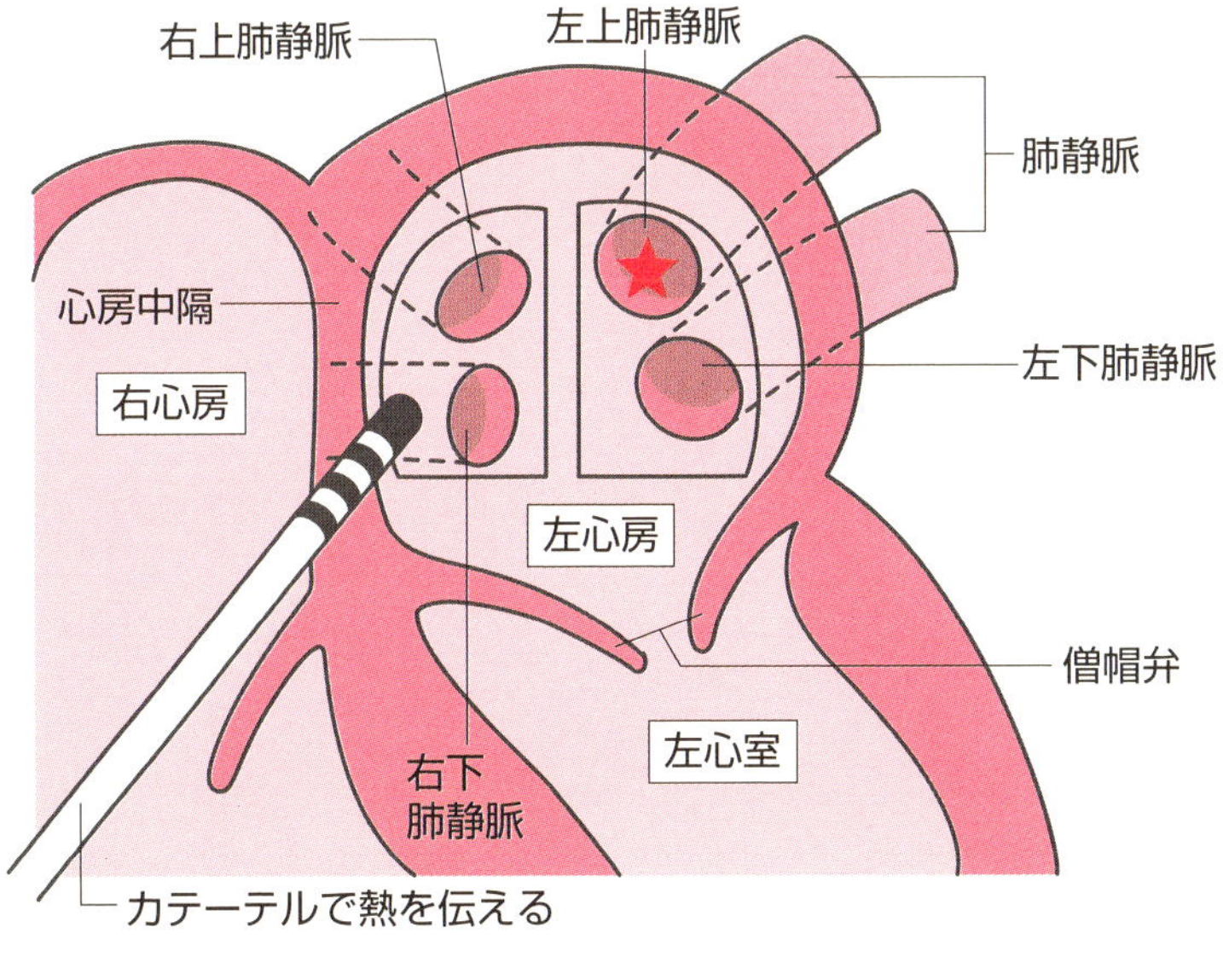

臓のまわりに出血する合併症のリスクも、他のカテーテル治療に比べると高くなります。

また、左心房は左心室、動脈へとつながります。万が一、カテーテル治療の最中に血栓ができたり、空気がはいったりすれば、それが飛んで行って脳梗塞などを引き起こすかもしれません。これらの合併症の可能性は低いとはいえ、ゼロにはできないですから、左心房を治療する心房細動のカテーテルアブレーションを行うかどうかは、慎重に決定する必要があります。

また、点と点で線を作る距離が長いこともあり、再発の可能性が高いのも心房細動のカテーテルアブレーションの特徴です。何回かカテーテル治療を繰り返し行うことも覚悟しておかなければなりません。

しかし、カテーテル治療が成功すれば、抗不整脈薬を中止できる可能性があるのです。不可能が可能になった心房細動のカテーテル治療、興味がある方は担当の医師に相談してみてください。

なお、心房細動で最も重要な抗凝固薬を中止できると期待してカテーテル治療を希望される方が多いのですが、抗凝固薬は簡単には中止できません。脳梗塞予防のため、心房細動のカテーテル治療は血をサラサラにして行いますし、治療前後も抗凝固薬は必須です。カテーテル治療後に抗凝固薬を中止できるかどうかは、再発の有無などを判断して決定されますから、勝手な自己判断で抗凝固薬を中止してはいけません。担当医の指示に従ってください。

●不整脈治療の最前線

リードレスペースメーカー

リードレスペースメーカーはその名の通り、リードのないペースメーカーです。安全性の検証が終わって２０１７年に日本に導入された、新しいペースメーカーです。

従来のペースメーカーは本体部分を鎖骨下の皮下脂肪の下に収納し、リード線は静脈の中を通って先端は心臓を刺激するために心臓に接地させていました。リードレスペースメーカーは容積が１・０ccと小さい本体の中に電池と回路がはいっており、この本体を直接心臓に留置できるため、リード線が不要なのです。

心臓への留置の仕方は独特です。留置用の専用カテーテルの先端にリードレスペースメーカーが取り付けられており、この専用カテーテルを足の付け根の静脈（鼡径《そけい》静脈）から挿入し、レントゲンをみながら右心室へ誘導します。右心室に留置できたら、専用カテーテルとリードレスペースメーカーを切り離し、専用カテーテルを抜き去ればリードレスペースメーカーだけを右心室に留置できる、というものです。今は右心室限定ですが、さらに小型化が進めば右心房に留置可能になると思われます。

前述した通り、ペースメーカーの感染は厄介な合併症ですが、ペースメーカーの感染の多くは鎖骨下の皮下脂肪の下に収めた本体周囲に発生します。リードレスペースメーカーは感染しない、というわけではありませんが、皮下脂肪の下に本体がないため、感染の確率が大幅に減少すると期待されています。鎖骨下の皮膚に創《きず》をつくる必要がありませんので、美容的なメリットも大きいですね。

ところが電池がなくなったときは厄介です。リードレスペースメーカーも電池で動いていますので寿命があります。小型ですが、10年程度の寿命が予想されており、とくに短いわけではありませんが、従来のペースメーカーのように簡単に本体だけを交換するというわけにはいきません。何年も心臓に留置されたリードレスペースメーカーは心臓に癒着《ゆちゃく》していると予想されるため、電池がなくなってもリードレスペースメーカー本体は取り出さず、新たなリードレ

右心室に留置したリードレスペースメーカー

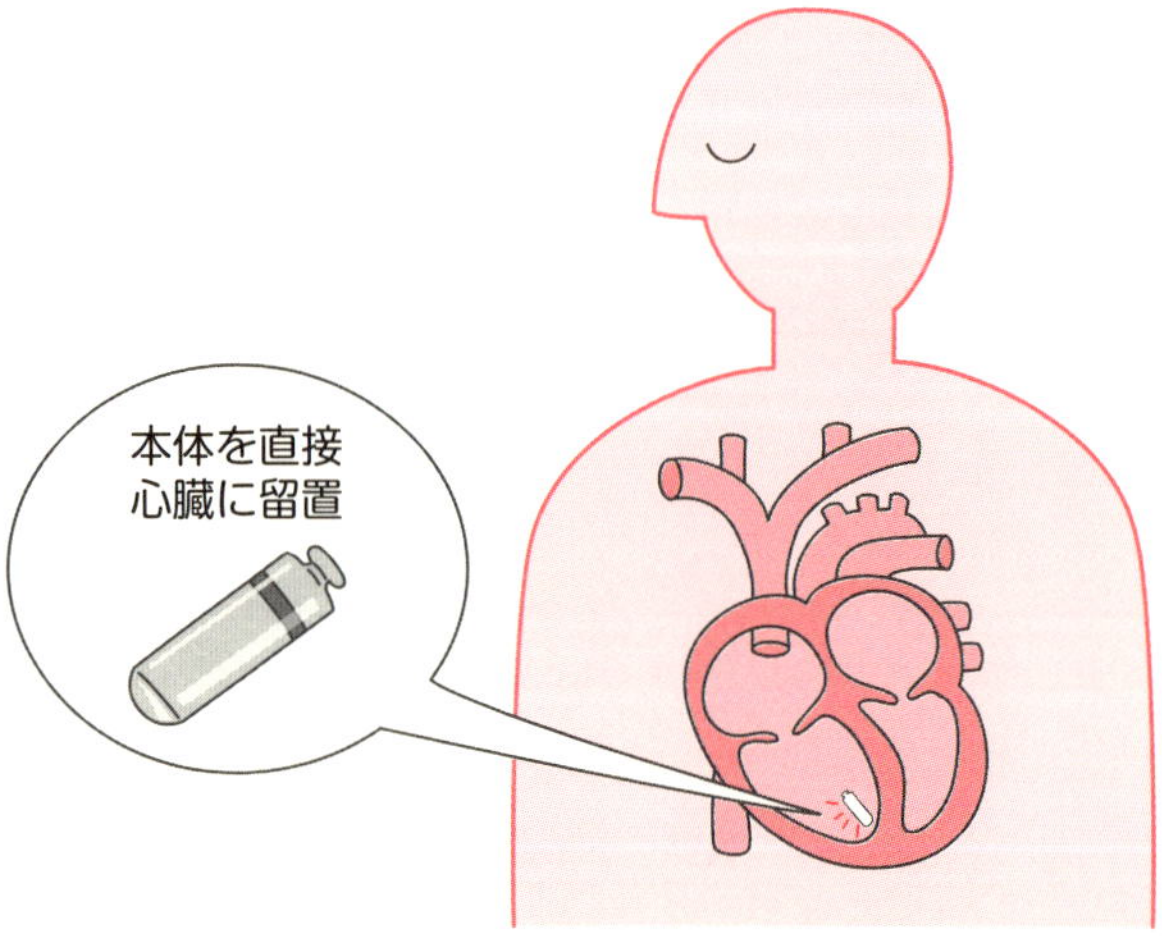

スペースメーカーを追加することになります。いくら小さいとはいえ、右心室に留置できるのは２～３個でしょうから、合わせても20～30年、あまり若い方には向きません。

将来の夢物語を語らせてもらえば、リードレスペースメーカーが自家発電できるようになる可能性があります。心臓に直接留置するリードレスペースメーカーですが、心臓は常に拍動しているため、その拍動をエネルギーに変換してリードレスペースメーカーを動かそうという試みが進行中です。交換不要のリードレスペースメーカーが誕生するのも夢ではないかもしれません。

心房細動のバルーンアブレーション

心房細動のカテーテルアブレーション自体が新しい治療ですが、よりよい成績を目指して進歩しています。

通常のカテーテルアブレーションは高周波電流を流します。カテーテル先端に熱を加えることで〝点〟で治療します。心房細動のカテーテルアブレーションは左心房に流れ込んでくる肺静脈という４本の血管を、左の上下２本の血管をひとくくりに、右の上下２本の血管をひとくくりに、点で線を描くように治療するので抜けができやすく、再発も多いという話をしましたが、これを解決するために開発されたシステムがバルーンアブレーションです。

バルーンアブレーションはカテーテルの先端に小さな風船（バルーン）がついており、この中に液体窒素をいれて風船をふくらませ、熱とは逆にマイナス40℃～50℃に冷やすことで凍傷をつくるようにして治療するものです。

それぞれの肺静脈の左心房への接合部で風船をふくらませ、血液の漏れがないことを確認できたらそのまま冷やし続けるのです。これなら、1本の肺静脈が一回風船をふくらませることで電気的に隔離することができます。点と点をつなげて線をひくよりも確実です。手技時間も短縮できます。また、この方法は術者間の技量の差がでにくいと言われています。

ただし風船が肺静脈にフィットしないといけませんから、肺静脈の形や大きさによって

-40℃～50℃で肺静脈を冷やすバルーンアブレーション

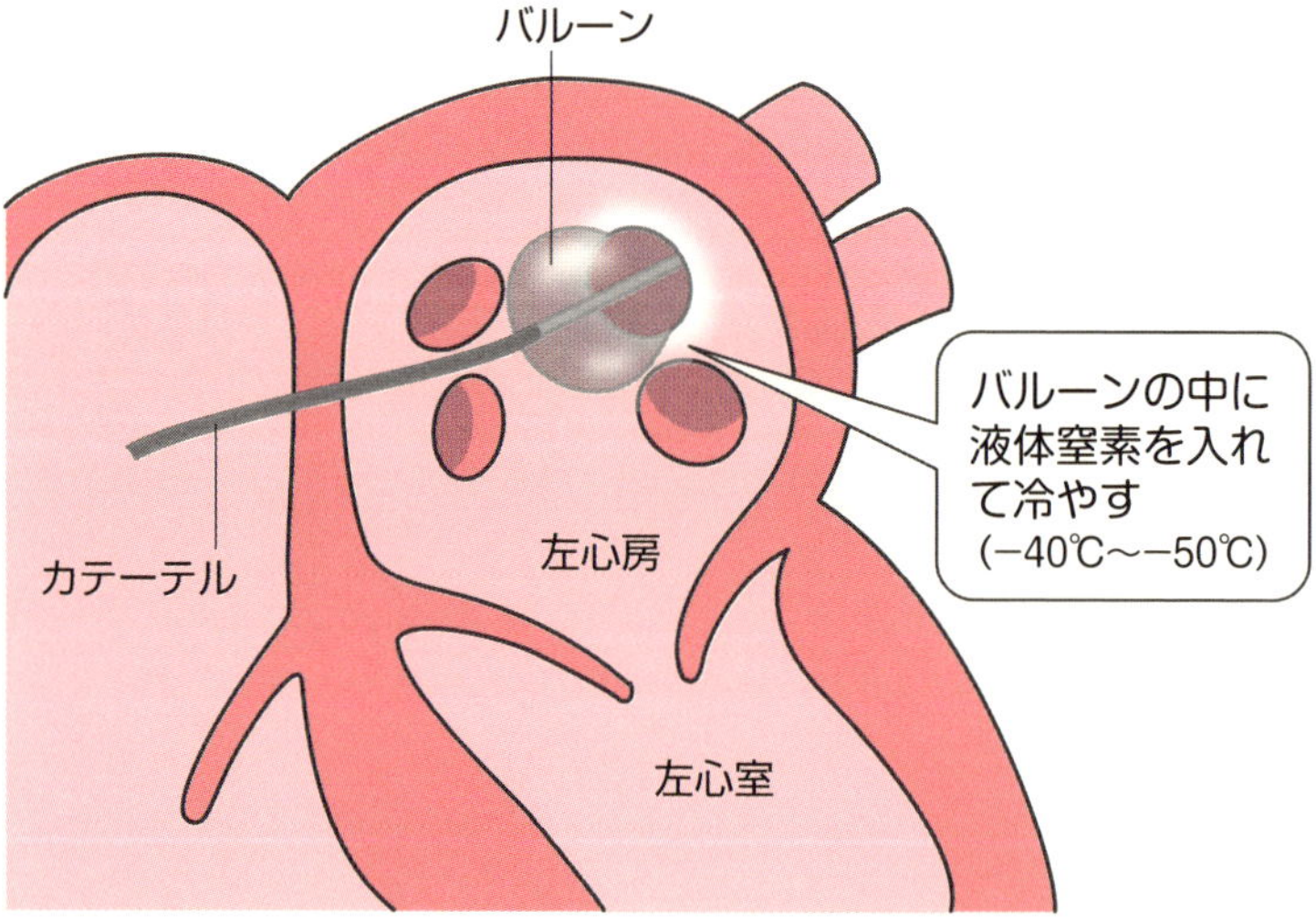

は従来の心房細動のカテーテルアブレーションの方が適している、という場合もあります。担当医の先生とよく相談してください。

不整脈デバイスの遠隔モニタリング

遠隔モニタリングが日本で始まったのは2008年ですから、さほど新しいものではありませんが、技術の進歩を感じるシステムですからあえて解説します。

ペースメーカーや植込み型除細動器（ICD）などの不整脈デバイスは、治療したあとも病院での定期的なチェックが必要です。ペースメーカーは6カ月毎、ICDは3カ月毎にチェックするのが平均的だと思います。電池が残っているかも大切ですが、リードが傷んでいるとか、不整脈がでているとか、作動があったこと（ICD）も記録されているので、同時にチェックします。

しかし、定期的にチェックするだけでは不十分なケースがあり、異常なデータが残っていることに数カ月後に気づくということが普通でした。ときには脳梗塞をおこしたり失神したりして入院して、はじめてデバイスの不具合や異常なデータに気づくということもありました。

そこで導入されたのが遠隔モニタリングです。ペースメーカーやICDのデータを送信する機器を自宅においておくと、異常があった場合、家からデータを送ってくれるというものです。

送信されるデータは、病院に来てチェックするのとほぼ同じデータです。

データが届くのは各メーカーのウェブサイトで、病院には異常なデータが届いていることを知らせる電子メールが届きます。電子メールを受け取ったら、インターネットでデータを確認するというシステムです。これなら、異常の早期発見、迅速な対応が可能です。

ときどき、日本は狭い国で病院がすぐ近くにあるから何かあれば受診したらいい、遠隔モニタリングは不要だという先生がいますが、異常なデータがあったからといって必ずしも自覚症状があるとは限りません。遠隔モニタリングだから早期発見できる異常もあるのです。

第4章

不整脈治療の実際（ケーススタディ）

●●ここでは不整脈治療の実際を、いくつか例を挙げて解説します

症例① 薬の変更だけで済んだ症例

● 85歳 男性 (洞不全症候群)

不整脈を自覚したことはない患者さんです。ある日近医で高血圧を指摘され、ビソプロロールを開始されました。最近めまいがすることがあると、私の外来を受診されました。

これまではめまいを自覚することはなかったそうです。通常の心電図検査は脈拍が一分間に52回と少し少ないくらいで、これといった異常は認めませんでした。しかしホルター心電図を確認すると脈が3秒ほど停止することが確認できました。洞不全症候群です。

めまいがしたのは、これが原因と考えられました。高血圧の薬をビソプロロールからアムロジピンという薬に変更したところ、めまいは消失しました。

ビソプロロールは第3章でもふれたようにβ遮断薬という種類の薬ですが、β遮断薬は不整脈を抑えるとともに血圧を

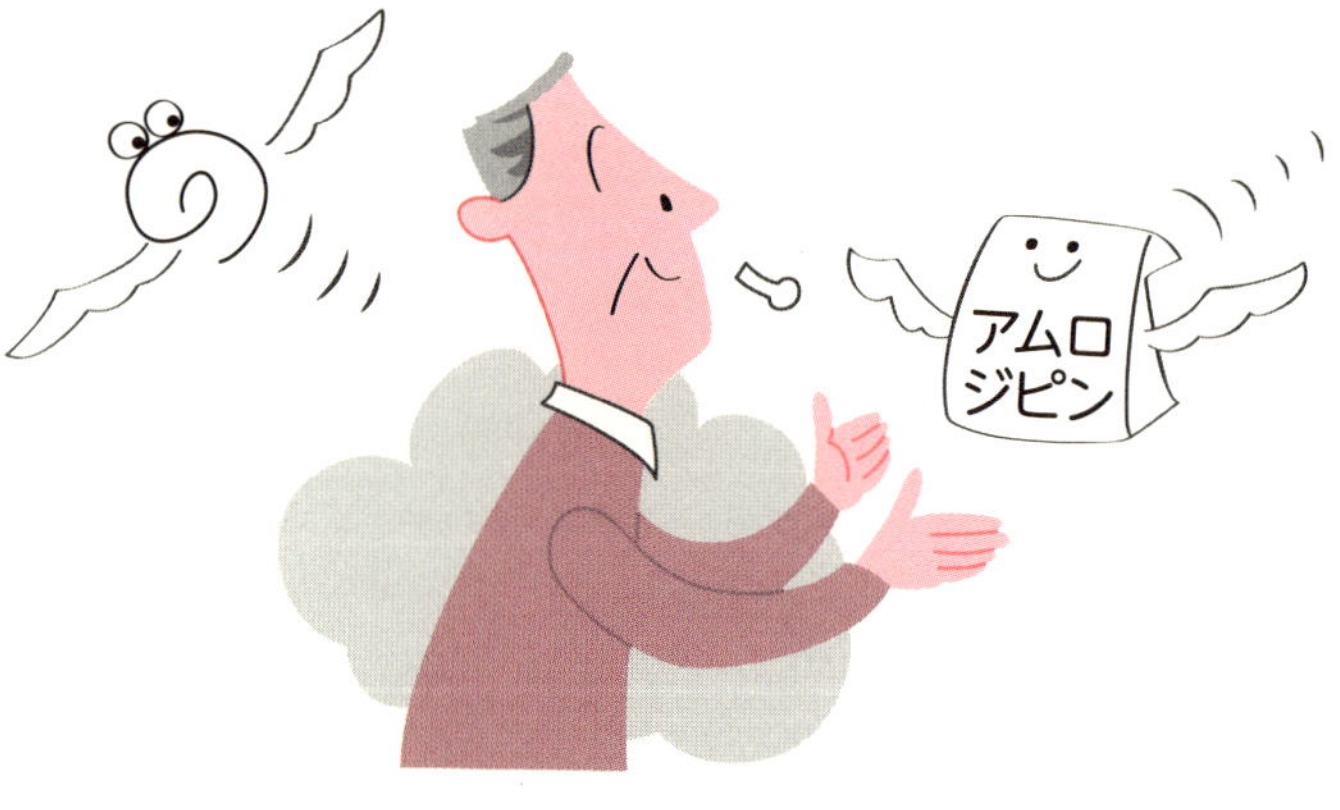

下げる効果もあるため、高血圧にも用いられます。この方は高血圧に対してビソプロロールを飲み始めてからめまいがおこるようになったということで、薬が悪さをしていると思わせる流れがあったので、ビソプロロールを中止しました。

高血圧に用いられる薬にはβ遮断薬以外にたくさんの種類があるので、全く種類の異なるアムロジピンに変更し解決できました。

ビソプロロールなどのβ遮断薬が必ずしも洞不全症候群のような不整脈を引きおこすわけではないのですから、この方は洞不全症候群になりやすい体質をもっているのかもしれません。

将来、洞不全症候群になりました、ということがあるかもしれません。でも85歳という年齢を考えたらペースメーカーの植込みはできれば避けたいですよね。

とりあえず今回は無駄なペースメーカーの植込みを回避できたわけですから、めでたし、めでたし。

症例②　九死に一生を得た症例

● 30歳　男性　（心室細動・ブルガダ症候群）

まったく健康で病気を指摘されたことはなく、運動も普通にされていました。その方が夜間就寝中に突然うめき声をあげたのに奥さんが気づきました。かけつけると意識がなく、呼びかけにも反応しません。その奥さんは医療関係者ではありませんが、救急車を呼んだ後、とっさに心臓マッサージを始めました。自動車学校で習った記憶を頼りに。

この方の発作は心室細動でした。一刻を争います。救急救命士が電気ショックをして、心室細動は停止しました。私の働いていた病院に搬送されてきましたが、検査の結果、ブルガダ症候群（66ページ）と診断されました。これまで、ブルガダ症候群を指摘されたことはありませんでした。それまで何もなかった健康な方が突然に心室細動をおこすのですから恐ろしい病気です。

この方は幸い脳の後遺症がなく、次の心室細動の出現に備えてＩＣＤ（植込み型自動除細動器）を植込み、何もなかったかのように退院してゆきました。

もし、あのとき奥さんが救急隊を待つ間に心臓マッサージをしていなかったら、突然死していたか、運よく一命はとりとめたとしても、脳に後遺症が残って寝たきりになっていたことでしょう。そのとき、助けてくれるか見捨てら

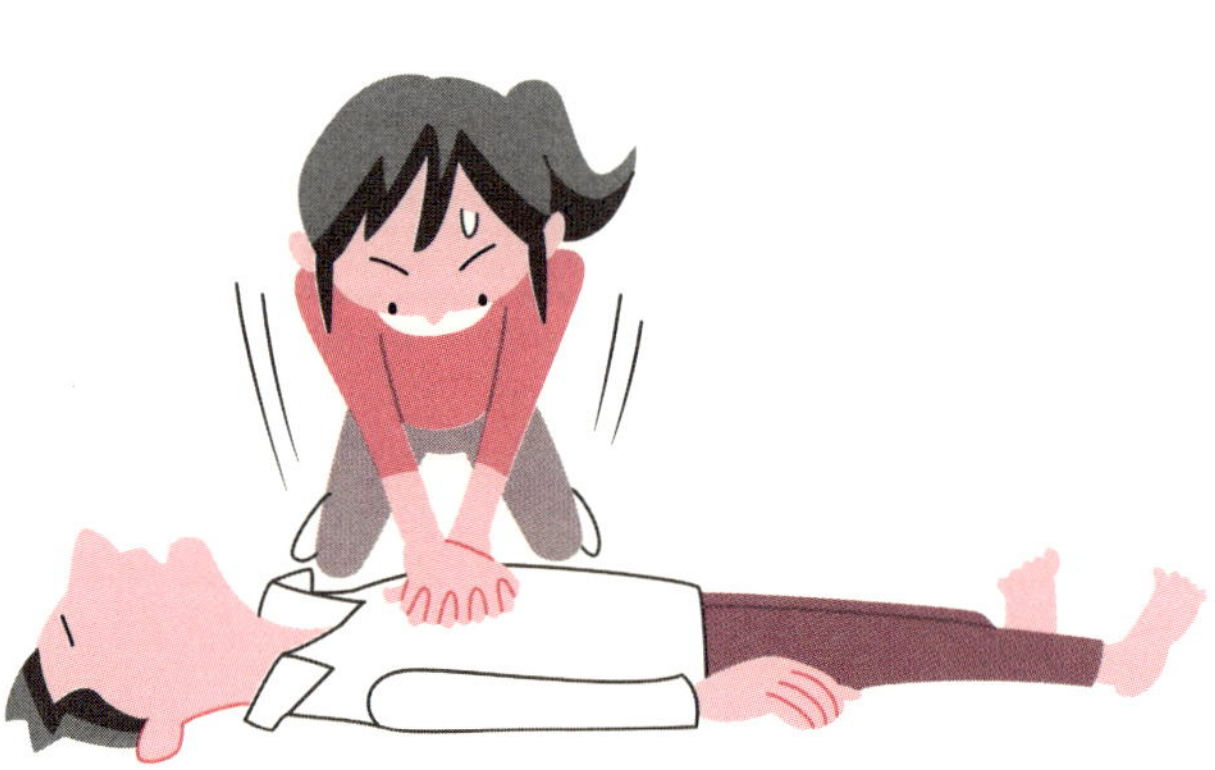

れるかは、そばにいてくれる人にかかっています。あなたは助けてもらう自信がありますか？普段からご家族は大切にしておかないといけませんね。

ブルガダ症候群は典型的な心電図を呈する場合には健診でもひっかかりますから、そのときは自覚症状がないから大丈夫と放置せず、きちんと診てもらいましょう。ブルガダ症候群の不整脈、心室細動はいつおこるかわかりません。いつおこっても大丈夫なように除細動器を体内に置いておく。これがＩＣＤです。ＩＣＤはすごい機械ですが、植込みをうけたからといって生活が大きく制限されるものではありません。スポーツもできますし、不整脈をおこしていないなどの条件を満たせば、車の運転も可能です。

ＩＣＤが必要と判断されたら、担当医の先生とよく相談して、納得して治療をうけることが大切です。

症例③　無症状のＷＰＷ症候群

● 24歳、女性（ＷＰＷ症候群）

会社の健診の心電図でＷＰＷ症候群を指摘され来院しました。高校生のときにも心電図でＷＰＷ症候群を指摘されたというのですが、これまで不整脈をおこしたことはありません。

第２章で解説したように、ＷＰＷ症候群は心房－房室結節タイプの発作性上室性頻拍を引きおこしますが、発作性上室性頻拍は怖い不整脈ではないので、発作性上室性頻拍をおこすようになってから治療を考えるのが一般的です。

ただ、この方は若い女性で今後の妊娠を考える必要がありました。もし妊娠中に発作性上室性頻拍の不整脈発作をおこすと厄介です。胎児に影響のない薬を選ばないといけないので使える薬も限られますし、薬を使わなくていいようにする根治術であるカテーテル治療もレントゲンを使うため、被曝の問題があって妊娠中は行えません。

こうなる懸念があったのと、カテーテル治療の成功率が高く安全性も高いことを踏まえ、不整脈発作をおこしたことはないけれども先に治療する提案をし、ゼロとはいえないリスクもすべてお話しして相談しました。

結局この方はカテーテル治療をうけて合併症をおこすことなく成功し、それ以後は心電図異常を指摘されることもありません。治療のタイミングや選択肢は患者さんそれぞれだな、と感じた症例でした。

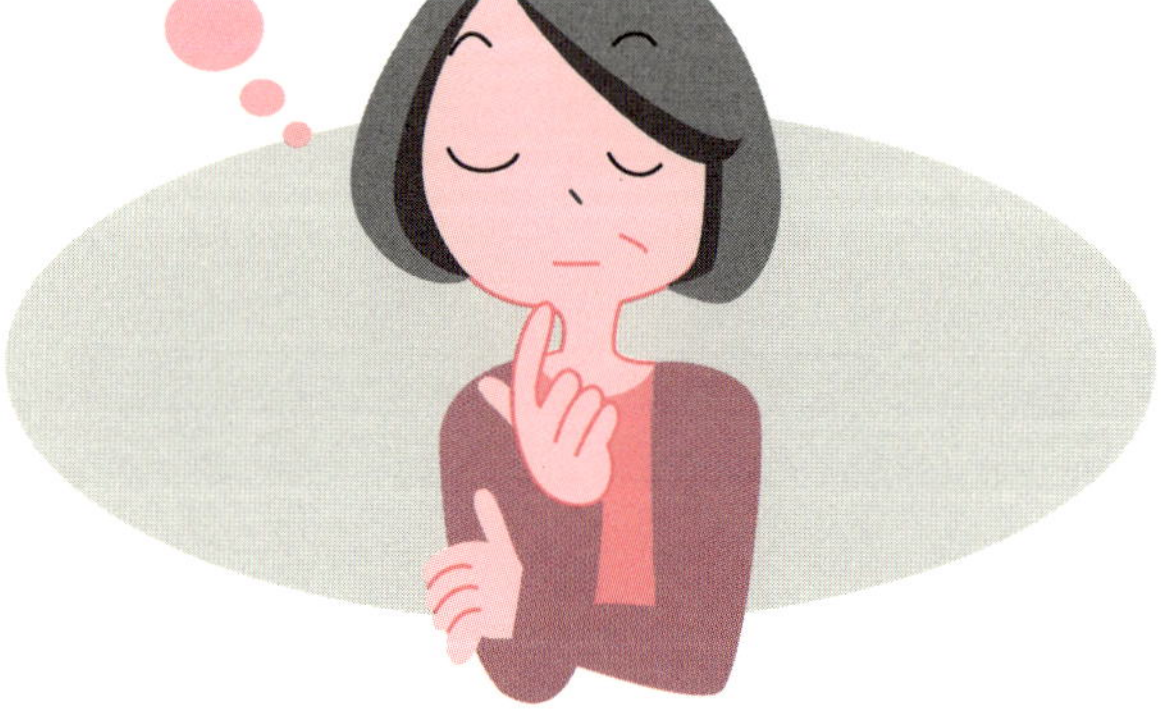

症例④　典型的なカテーテル治療の症例

●33歳　男性　（心室期外収縮）

動悸がすると受診されました。心電図をとると、確かに心室期外収縮が散発しています。心臓超音波検査で異常は指摘されませんでした。ホルター心電図を確認すると、一日の心拍数が9万回、そのうち心室期外収縮が18000発、2割をしめています。

心室期外収縮は単発ばかりで、連発はなく、ほぼすべてが同じ形の心室期外収縮でした。形が同じということは心室期外収縮のでている場所も同じということです。また、この心室期外収縮は起きている日中に集中しており、寝ている間は少なくなることが確認できました。

心室期外収縮の原因はさまざまです。心筋梗塞を患った既往があったり、心筋症で心機能が落ちていたり。

しかし、この方の場合、超音波検査は異常なかったことから、これらの病気は否定されます。正常にみえる心臓で、とくに原因なく心室期外収縮を認める場合、特発性心室期外収縮と呼ばれます。これはかなり専門的な話になりますが、特発性心室期外収縮に多い形というのがあって、この方の心室期外収縮の形は、特発性心室期外収縮に典型的なものでした。

特発性心室期外収縮で単発のみの場合、まず心配ありません。安全な不整脈です。抗不整脈薬もよく効きますし、カテーテルアブレーションを行っても成功率が高く安全に行えることがわかっています。

私はこの方に、心配する不整脈ではないこと、治療するにしても選択肢がたくさんあることを伝えました。この方は船乗りで、陸地に戻るのは年に数回だけ、という特殊な事情があったかもしれませんが、まだ若く、生涯薬を飲み続けるより、根治できる可能性のあるカテーテル治療を受けたいと希望されました。心室期外収縮のカテーテルアブレーションは、カテーテル中に心室期外収縮がでているかどうかが成功の鍵です。

もともと心室期外収縮の数が少ない方は、カテーテル中に心室期外収縮が現れず、不成功に終わることがありますが、目安として、一日10000発以上の心室期外収縮がでている人はカテーテル中も心室期外収縮が現れる確率が高いのです。この方は18000発の心室期外収縮を認めていましたから、数は十分です。

また、いくら安全に行えると言っても、カテーテル治療に合併症はつきものです。自分が説明した患者さんに合併症がおきたら責任を感じずにはいられません。

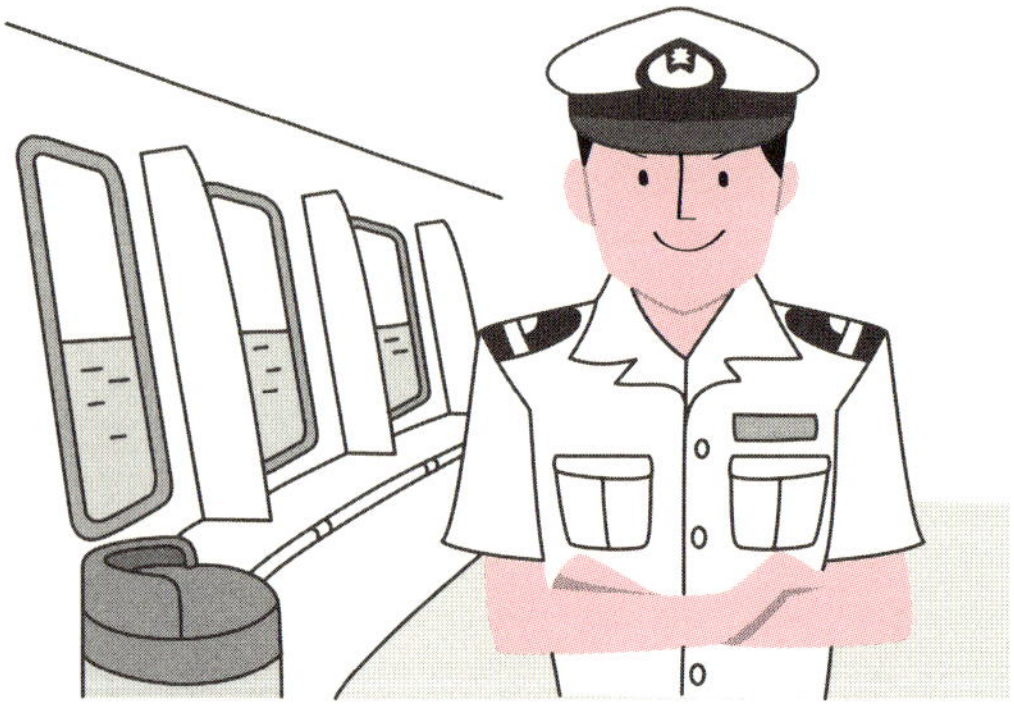

不整脈の専門家として、この方の心室期外収縮のでている場所はこのあたりだろう、合併症が万が一おきても、後遺症が残るようなことはまずないという自信がありました。そしてカテーテルアブレーションを行い、合併症をおこすことなく無事成功しました。

その後は薬を飲むこともなく、元気に船乗りの仕事を続けておられます。

症例⑤　典型的なペースメーカー症例

●70歳　女性（房室ブロック）

数日前からふらつきが強く、検脈をすると脈が異常に少ない、と受診されました。高血圧の既往がありますが、ずっと同じ薬をのんでいて、最近薬が変わったということはありません。脈拍数を確かめると一分間に42回の徐脈です。心電図をとると徐脈の原因がわかりました。３度房室ブロックです。

幸い、この方は心室の司令塔がしっかりしていて、３度房室ブロックになってもすぐバックアップの脈がでて、心拍数は遅いけれども心臓が止まることはなかったのでしょう。失神することもありませんでした。私はこの方のレントゲンを確認しました。心拍数が少ないために心不全になっていないかを確かめるためです。心不全はありませんでした。心臓超音波検査でも異常を指摘されませんでした。採血も行いましたが、高カリウムなど房室ブロックの原因となるものは見当たりませんでした。

私はこの方にペースメーカーでの治療をお勧めし、手術の予定を組んで後日入院していただきました。房室ブロックのほとんどはこれといった原因がありません。とくに高齢者では加齢に伴う変化と考えられます。

この方も明らかな原因がないと思われたので、むやみに入院・検査を行っても原因が特定される期待は薄く、もし原因が見つかったとしても結局治療はペースメーカーです。いろいろ検査して、それからペースメーカーの手術の予定を組むのでは相当な時間がかかってしまいます。

お元気な方でしたが、入院が長くなると、思った以上に足の筋肉が衰えるものです。ペースメーカーの予定で入院すれば一週間もあれば十分です。退院した後は脈が増えて元通りに生活できるはずです。この方は失神もしておらず、心不全もなかったので緊急入院する必要はありませんでした。

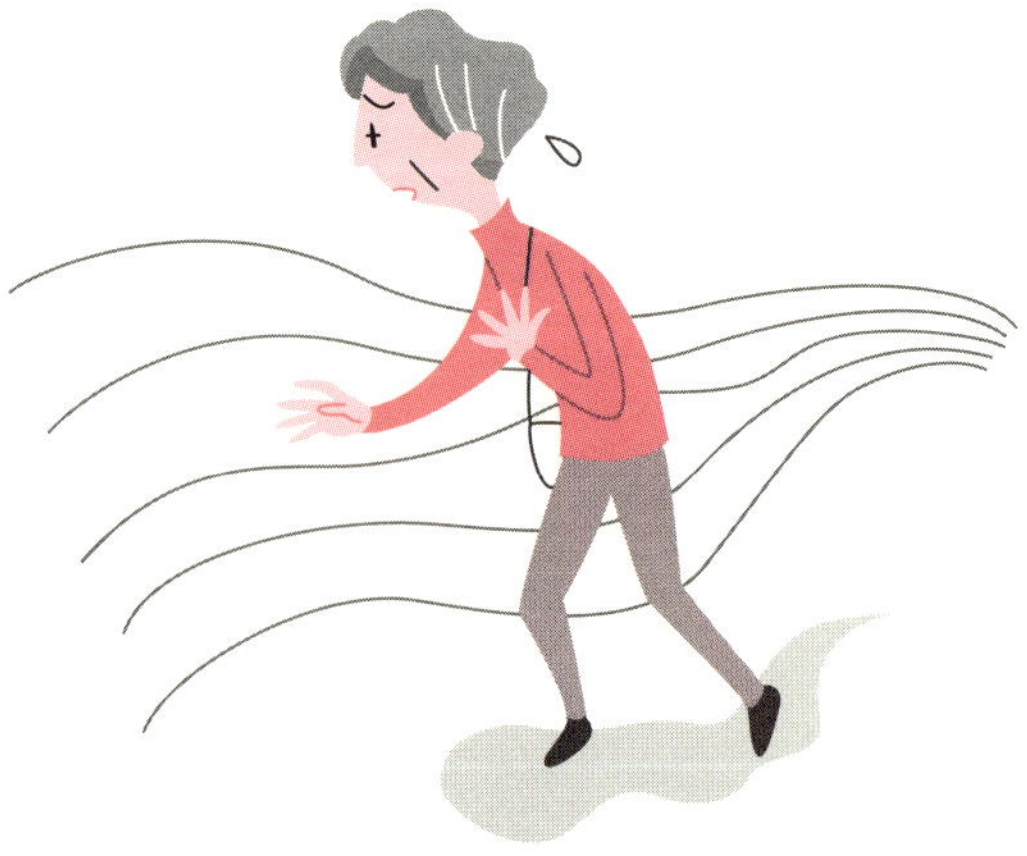

そういうわけで、短い入院で必要な治療を受けられるよう、段取りを組んだわけです。

症例⑥　心房細動のハイブリッド治療

● 60歳、女性　（心房細動・洞不全症候群）

お仕事もバリバリされているご婦人が、動悸がしたあとに失神したとのことで来院し、入院となりました。入院すると、モニター心電図という3点式の心電図で長時間継続して不整脈を見張っているので、診断するのにさほど時間はかかりませんでした。動悸がしたのは心房細動で脈が180／分と速かったためでした。心房細動はしばらくすると自然に停止するのですが、心房細動が停止したときに、本来脈をつくる洞結節からすぐに脈がでずに数秒間心停止するのが失神の原因だとわかりました。これは洞不全症候群です（70ページ）。ですから、この方は脈の速くなる心房細動と、脈の遅くなる洞不全

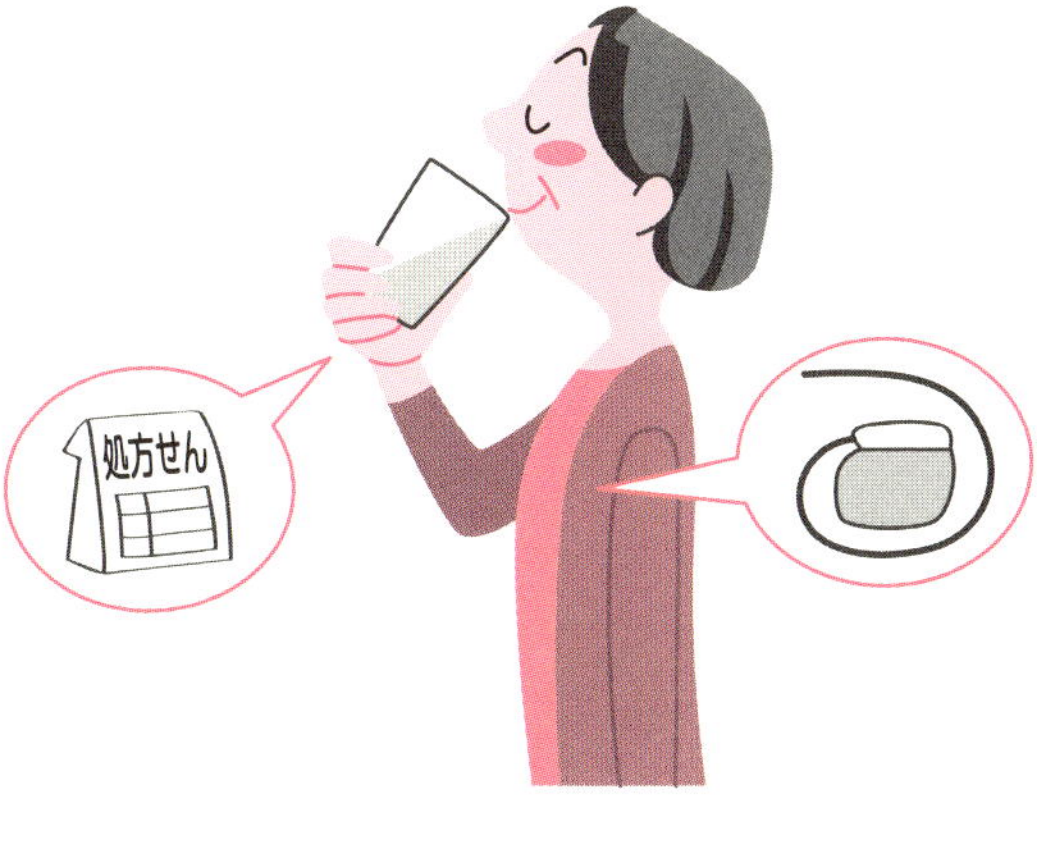

症候群の両方をもっているのです。

心房細動に使う薬はいろいろあって、ビソプロロールやベラパミルは緩衝材としての房室結節の働きを強めて心房細動で脈が速くなるのを防いでくれますが、洞不全症候群の失神は防いでくれませんし、だいいち、ビソプロロールは洞不全症候群を悪化させて心停止の時間を長くするので、この場合は禁忌です。

ですから、この患者さんは洞不全症候群による失神の予防のためにペースメーカーをいれて、心房細動による頻脈は薬で抑える、いわばハイブリッド治療を行いました。ペースメーカーをいれてしまえば、洞不全症候群は心配する必要がないので、薬が使いやすくなります。

前述のビソプロロールで緩衝材としての房室結節の働きを強めて心房細動のときの頻脈を抑え、心房細動が減るようにシベンゾリンコハク酸塩を内服し、この方は高血圧もお持ちだったので、脳梗塞予防に抗凝固薬のアピキサバンを内服してもらいました。

ここまで治療したら安心して退院できます。

この方はのちほど、少しでも飲み薬を減らしたいというご希望でカテーテルアブレーションを受けられました。幸い、心房細動の再発がなくなったので、多くの薬を中止することができました。

ペースメーカーに抗不整脈薬、そしてカテーテルアブレーションと不整脈治療のオンパレードです。総合的に判断しながらいろいろな治療法を検討してくれる先生に出会えると幸せですね。

この患者さんにとって、治療の優先順位一位は失神でした。失神して頭でもぶつけたら大変です。ですから、失神に対するペースメーカーが何はさておき最優先でした。心房細動にはレートコントロールもあればリズムコントロールもあり、様々な治療がありますが、心房細動をどのようにコントロールするかは二の次でした。

ひょっとしたら疑問に思われるかもしれません。そもそも、洞不全症候群で心停止したのは心房細動が原因なのだから、はじめから心房細動のカテーテルアブレーションを行っていればペースメーカーも不要ではなかったのか、ということです。

確かにそのとおりで、心房細動の再発がなければペースメーカーは不要だったかもしれません。しかし、心房細動を薬で完全に抑えることは困難ですし、心房細動のカテーテルアブレーションは再発の可能性が高く、再発する覚悟で受けなければなりません。心房細動が再発するたびに、失神するのではという恐怖を感じる、というのでは仕事になりません。医師によって意見の違いがあるかもしれませんが、私はこの患者さんにはペースメーカーが必要と判断しました。

治療方針に疑問があるときは、違う先生の話をきいてみるのもいいかもしれません。

あとがき

不整脈の症状・検脈のしかたから最新の治療法まで、不整脈を徹底的に解説してきましたが、おわかりいただけましたでしょうか。お伝えしたかったのは、不整脈を甘く見てはいけない、しかし、本当に恐ろしい不整脈はごく一部で、だいたいの不整脈では治療が確立している、ということです。

不整脈の出所によって不整脈の重症度が大きく異なることはご理解いただけたでしょうか。心房に由来する不整脈のほとんどは心配いりません。心室に由来する不整脈は怖い不整脈を含みますが、ケースバイケースです。心臓に病気がない人はまず心配いりません。恐ろしい不整脈をおこす人のほとんどは、心筋梗塞や心筋症など、もともと心臓に異常のある方です。

多くの場合、健康診断で何らかの異常が指摘されると思いますので、「心臓の異常を指摘された」「心電図でひっかかった」「不整脈と言われた」という場合は、面倒くさがらず専門医を受診することをおすすめします。万が一怖い不整脈であっても、植込み型自動除細動器（ＩＣＤ）という最終兵器が突然死を予防してくれます。全く治療法がない、という不整脈はまずありません。きちんと診断することが何より重要です。

不整脈治療の３本の柱は「薬物治療」「ペースメーカー治療」「カテーテル治療」です。なかなか完璧な治療はありません。複数の選択肢が提示された場合、どれを選ぶかは、治療の成功の見込み、副作用・合併症の内容と頻度の兼ね合いによります。それぞれの治療の良いところと限界を説明してもらい、十分理解して選択してほしいと思います。

よく耳にする心房細動は心房に由来する不整脈ですから、失神するような怖い不整脈ではありませんが、心臓に血栓ができて脳梗塞をおこすことがあり、脳梗塞は後遺症が残ります。心房細動があるとわかった場合は、血液をサラサラにする薬を飲んで、脳梗塞を予防しなくてはいけません。心房細動はほとんどの場合、動悸などの自覚症状で気づかれますが、なかには無症状の人もいます。こんなときは検脈が役立ちます。心房細動では脈がバラバラで規則性がなくなりますので、脈が一定のリズムかどうかを自己検脈で確かめることが心房細動の早期発見につながります。毎朝起きたらまず手首で検脈をする、といった具合に検脈が習慣になったらいいですね。

また、不整脈の予防も重要ですが、これは特殊なものではありません。高血圧や動脈硬化が不整脈の一因ですから、減塩・禁煙といった一般的な生活習慣の心がけが大切です。「心臓の病気」、「不整脈」と聞くとすごく恐ろしい、命に直結している、というイメージを持たれるかもしれませんが、全てがそういうわけではありません。怖い不整脈はごく一握りです。この本は私の私見を含んでいますので、違うお考えをお持ちの先生もいらっしゃると思いますが、不整脈で専門医を受診する前の予備知識として、本書がお役に立てば幸いです。

■著者略歴
岡村 英夫（おかむら・ひでお）
国立病院機構和歌山病院・循環器内科医長。1998年3月広島大学医学部医学科卒。2006年2月より国立循環器病研究センター心臓血管内科医員。2015年3月より同医長。2015年3月熊本大学大学院医学教育学部博士課程修了、医学博士。2015年～2016年、米国メイヨークリニック（ミネソタ州ロチェスター）に留学し、P. A.フリードマン教授に師事。2017年8月より現職。日本内科学会内科認定医、日本循環器学会循環器専門医、日本不整脈学会不整脈専門医。

知って安心！ 不整脈パーフェクトコントロール

令和元年5月27日　第1刷発行

著　　者　岡村英夫
発 行 者　東島俊一
発 行 所　株式会社 法 研
〒104-8104　東京都中央区銀座1-10-1
販売 03(3562)7671／編集 03(3562)7674
http://www.sociohealth.co.jp
印刷・製本　研友社印刷株式会社

0102

SOCIO HEALTH
小社は㈱法研を核に「SOCIO HEALTH GROUP」を構成し、相互のネットワークにより、〝社会保障及び健康に関する情報の社会的価値創造〟を事業領域としています。その一環としての小社の出版事業にご注目ください。

ISBN978-4-86513-607-4 C0077　定価はカバーに表示してあります。